フェミニスト看護宣言

ぼくが魅せられた看護について

中木高夫

看護の科学新社

目次

フェミニスト看護宣言——ぼくが魅せられた看護について

はじめに——看護師は知的専門職

看護師という存在

看護とは何かと尋ねられて、すぐに答えられる看護師さんがいるでしょうか？　ためしに看護師さんと接触したときに、「看護って何でしょう？」と尋ねてみるといいでしょう。

そこでしっかりと受けとめて、看護というのはこういうことですと、簡潔に、しかも納得できるように説明してくれれば、その人はたいした看護師さんです。

それはともかく、こういうシーンなら、容易に思い浮かべることができるのではないでしょうか。

外来にいる看護師

診療所や病院の外来へ診てもらいに行ったら、「○○さん、どうぞ」と呼んでくれて（最近は医師が呼んでくれるところも多いようです）、診察室に入ると「どうぞお座りください」と、自分は背もたれと肘掛けの付いた立派な椅子に座った、最近は愛想がよくなった医師が丸椅子を勧めてくれます。その医師が自分のほうを見てくれればいいのですが、そうではなくてパソコンの画面を見ながら「どうですか？」と、どう答えればよいのかわからないような、幅広い問いかけをしてきます（ここまでも突っ込みどころが満載なのですが、医師の仕事のやり方がこの本のテーマではないのでこのくらいにしておきます）。

さて、そのすぐそばで、何をするでもなく、患者であるあなたのほうを見ている、たいていは白衣を着た女性が立っています。以前はナースキャップをかぶっていたのですが、いまは白衣だけで「自分は看護師である」ということを主張しています。たぶん、彼女（たまに彼のこともあります）は、医師と患者が話している内容を聞きながら、その患者さんが診察のあと必要とすることに思いを巡らしているのでしょう。

たとえば、「処方せんを渡すのを忘れないようにチェックしなきゃ」とか、「いまの説明はわかりにくかったから、理解できたかどうかをチェックして、必要なら追加で説明しなくっちゃ」とか考えているのでしょう。

診察が終わると、診療所なら狭いので「こちらにどうぞ」と声をかけて、医師から依頼があった採血処置を準備します。

すべてが終了すると、「お大事に」と声をかけてくれます。

病棟での看護師

病院に入院しているとなるとまた違った印象を受けます。

入院してすぐその日に入院担当看護師さんが、病棟を簡単に説明したあと、あなたについて質問してきます。たいていは病気の話で、何度も入退院を繰り返しているといくらか省略されることもありますが、発症からいまにいたるまでの経過を尋ねて、いまできることとできないこと、援助してほしいことを聞きだします。パーソナルマター（個人的なこと）にはあまり触れてきません。

その日か、翌日にはプライマリナース（あなたを担当してくれる医師を主治医と呼びます。主治医はあなたの医療に関するすべてを、責任をもって引き受けてくれています。看護師にもそういった考えが、つまりあなたの看護に関する責任者を決めておこうという考えが生まれ、米国ではじまったのがプライマリナースです。主治医に対して、主看護師と考えればよいでしょう）が、入院時にたてた簡易看護計画の紙を渡してくれます。たとえば、「点滴を管理します」とか、「当面は入浴できないので、看護師が清拭します」とか、入院中に看護師がこのような援助をしますというようなことが簡単に書かれているはずです。

こうして入院初日がはじまります。もっとも、緊急に入院しなければならないような場合は少し違うと思いますが……。

看護師は知的専門職

外来診療を受け、入院治療を受けたあと、振り返ってみて、あなたはお世話をしてくれた看護師の顔や名前をおぼえていますか？　ぼくの入院経験を振り返ってみると、名前はおろか、顔すらおぼえていません。主治医や執刀医の顔や名前はおぼえているのですが……。

看護師は顔が見えない、どんな仕事をどんなふうに行なっているのかわからないというようなことがよく言われます。看護師ってつくづく損な役回りだと思います。

ぼくは医師出身ですが、経歴の最初のほうで新設医科大学の創設にかかわり、病院をうまく動かすことを一所懸命にやってきました。特に看護師がかかわる仕事の改善に力を注いできました。そのおかげで、キャリアの後半では看護系の四年制大学や大学院とかかわることができました。

そこで看護学生や看護師に力説してきたのは「看護師は知的専門職である」ということです。この本では一般の方々に「看護師は知的専門職である」とか、「看護とはこういう学問である」ということに納得していただきたくてパソコンの前に座りました。

それともうひとつ。この本では米国の看護の成果がよく紹介されます。「それは米国のことで、日本にいるわたしには関係がないんじゃない」と思われるかもしれませんが、ナイチンゲールの弟子たちが米国に渡って看護師の養成をはじめて以来、米国は世界でもいち早く看護師養成を四年制大学で行なうようになり、看護の学者を養成するために大学院をつくり、世界の看護のトップランナーになってきました。そのため、看護の門外漢である、あるいは質の高い看護師と手を組んで、よい医療を患者さんに提供したいと考えてきたぼくとしては、米国の看護学の成果を参考にせざるを得ませんでした。米国の看護がトップを走っていることは、いまでも変わりません。そのため、米国の看護の最良の部分を手本にして、この四十年間、日本の看護師にそれを伝えてきたので、この本でもそれを土台に、日本の看護教育で教えられている最良の看護をここで紹介しようと思います。

1
看護の定義

「看護とは何か?」ということは、米国の看護学者にとっても難題であったようです。看護がいつからはじまったのかということを考えて、そのとき看護がどのように考えていたのかを探ることもよいかもしれません。

では看護の歴史を振り返るとき、どこまで振り返ればよいのでしょう?

日本の看護の起源

日本では奈良時代の聖武天皇の妃であった光明皇后までさかのぼると伝えられています。光明皇后は皮膚がただれた人や膿にまみれた人の身体を洗われたそうです。そして、医療施設の「施薬院」や貧困者の救済施設である「悲田院」をつくられたとか。看護に興味をもちはじめた頃にこの話を聞いたことがあります。この話は、看護の根底にある精神である「慈悲」や「慈恵」につながるものだと思いますが、さて、いまの看護に直接関係しているかと考えると、少し遠すぎる過去の出来事だと思います。

ナイチンゲール

近代看護はフローレンス・ナイチンゲール(一八二〇~一九一〇)からはじまったとする意見が多いようです。ナイチンゲールは裕福な家庭の子どもとして、両親の二年間の新婚旅行中にイタリアのフィレンツェで生まれ、いまのわたしたちからは考えられないような語学・教養教育を受けたそうです。後に統計の専門家として認められたのですから、そういった理系の方面も十分に身につけていたのでしょう。

そういう富裕な家庭の子どもがなぜ看護と結びついたのかというと、背景には慈善事業があったようです。慈善事業の対象になる人たちがそれは悲惨な状況のなかにいたことから、こういった人たちの役に立つ人になるという召命を受け、ドイツのカイザースヴェルト・アム・ライン（いまはデュッセルドルフの一部）にある婦人奉仕者のための教育施設で看護師としての訓練を受けました。ロンドンに戻ってからは、周囲の反対を押し切って「病気の淑女のケアのための施設」という病院の最高責任者になりました。

英国ではこの時代、上流階級の病人は基本的に病院に入院することはありません。患者の家には医師が往診し、療養方法を家族やメイドに指示しました。そして患者は自宅でゆったりとした療養生活を送ることができたのです。

「病気の淑女のケアのための施設」がどうであったか知りませんが、一般にナイチンゲールの時代のロンドンの病院に勤める看護師は、最下層に位置づけられる人たちでした。『マイ・フェア・レディ』という映画でオードリー・ヘップバーンが演じたイライザのような女性たちです。ヘップバーンは「ザ・レイン・オブ・スペイン・メインリー・ステイズ・イン・ザ・プレイン」（スペインの雨は主に平野に降る）を「ザ・ライン・オブ・スパイン・マインリー・スタイズ・イン・ザ・プライン」と歌うことによって、「エイ」を「アイ」と発音するこの階層の人たちを表していました。病院内の規律は乱れ、昼間から患者と一緒に酒を飲んだり（この様子を描いた風刺画が残っています）、ときには身体を売るといったこともあったようです。

それはさておき、この頃、ナイチンゲールにとって、とても重要な事件が起こりました。クリミア戦争です。クリミア戦争に同行した従軍記者が、野戦病院や後方支援病院での負傷兵の扱われ方がひどいという報告を新聞に掲載したことをきっかけに、ナイチンゲールは戦時大臣の依頼を受けて、叔母のメイ・スミスと十五名のカトリックの修道女を含む看護師を引きつれてクリミア戦争に従軍しました。現地ではさまざまな妨害にあいながらも、ひどい衛生状態と食事の貧しさが負傷兵を苦しめていることを突きとめ、ヴィクトリア女王に報告したということです。この原因を明らかにするうえで彼女は統計学を用い、後に女性として王立統計学会初のメンバーに選ばれました。

クリミア戦争から帰ってから、ナイチンゲールが看護の現場に現れることはありませんでした。一八五九年に『看護覚え書』（ノーツ・オン・ナーシング）の初版を執筆し、この本は日本でも看護の神髄を伝えるものとして、看護師のあいだで神聖視されています。さて、少しナイチンゲールに深入りしすぎたかもしれません。しかし、近代看護が生まれた背景にはこのような物語があったのです。

ナイチンゲールは「これが看護というものですよ」というような看護の定義を残してい

ません。しかし、ナイチンゲールを研究する人たちが「これこそ看護の定義」として示す箇所がふたつばかりあります。

ひとつは、まえがきに含まれる言葉と結論に含まれる言葉をつないだ文章です。すなわち、看護とは「誰かの健康に責任を負うことであり（中略）、自然が患者に働きかけるのに最もよい状態に患者を置くことである」というものです。患者というものは、イルネス、すなわち病気の状態とウエルネス、すなわち健康な状態をつないだ連続体（イルネス-ウエルネス連続体）のうえのどこかに存在するものであり、自然が働きかけて功を奏すると、イルネス側からウエルネスの方向へと進んでいく修復過程（修復はリペアのことで、回復と訳しているナイチンゲール学者もいます）をたどるということを示しています。

もうひとつは、序章にあたる部分にある「看護は、新鮮な空気、太陽の光、暖かさ、清潔さ、静けさ、そして食事の適切な選択と供給――患者にとって生命力の消耗が最小になるように――すべてを適切に用いることであるという意味をもつべきである」という文章です。日本では前に提示した定義よりもこちらのほうを引用する人が多いようですが、どちらかというと、この文章は看護を定義するというよりは、看護師の行為の倫理性を示しているように思います。

看護理論家たち

看護には看護理論家という人たちがいます。主に米国の看護師が看護理論の開発にかかわってきました。理論家たちはまず看護師免許を取得し、看護実践を重ね、向学心に燃えて大学や大学院に進学し、そこで哲学・心理学・社会学など、看護と関係が深そうな学問分野を学びました。そして、学んだことを基礎として自分の臨床経験を振り返ってみると、その視点から看護を再構成できることに気づきました。それが看護理論です。

理論とは、ある現象についての系統だった見解を表すものです。この理論によって、その現象がどのようなものであるかを書き記したり、その現象について詳しく説明したり、その現象がこの後どのようになるのか予測したり、その現象に対して何をすればよいのか指示したり、その結果をコントロールしたりすることができます。理論には、看護とは何かということを説明する「大理論」（グランド・セオリー）、もう少し範囲を狭めて看護のある部分を説明する「中範囲理論」（ミドル・レンジ・セオリー）、そして狭い状況を特定して、それに対して何をすればよいのかというところまで説明する「状況特定理論」（シチュエーション・スペシフィック・セオリー）があります。扱う範囲によって大・中・小に区別しているわけです。

看護が学問化していくなかで、ナイチンゲールが『看護覚え書』を書いてからほぼ百年後の一九五二年に、ヒルデガード・ペプロウが『人間関係の看護論』を公刊しました。

「看護理論」と呼べるものについて、彼女以前にも唱えた人はいたようですが、一冊の本になったのははじめてのことです。

以来、二十年くらいのあいだに何人もの看護理論家が看護理論、特に「大理論」と呼ばれる看護理論を発表しました。どの理論家も「看護とは？」という問いに必死で答えています。アファフ・メレイスの本（『セオレティカル・ナーシング』、小社復刊予定）に書かれていた「看護」の部分を一覧表（**表**）にまとめました。

看護理論家はやっかいな人たちで、自分独自の用語をつくり、その用語を駆使して論を展開するので、この表のように抜き書きしても、何を言いたいのかわかりにくくて閉口してしまいます。だから、この表だけでさっさと済ませてしまうことにしましょう。

職能団体

この世にはさまざまな職業があります。そうした人たちが集まって団体をつくり、内外にその職業に関する情報を発信したり、その職業に就く人たちの能力を高めるための講習会を開いたり、自律と自立を確立するための努力をしています。

看護にもそのような職能団体が存在します。日本には日本看護協会という団体がありま す。保健師・助産師・看護師個人が入会する団体で、保健師・助産師・看護師であれば全員が所属するものではありません。この点では日本医師会も同じです。米国にも米国看護

表　看護理論家たちが表現した「看護」

理論家	看護
アーネスティン・ウィーデンバック	知識と理論を伴う援助技術。患者とその状態、状況、そしてニードを理解するために、その能力を強化し、そのケアを改善し、問題の再発を予防し、そして不安・障害・苦痛を扱うために、志向、感情、知覚、そして目標志向で慎重な行動の融合。
ドロシー・ジョンソン	行動が、身体的健康または社会的健康に対する脅威を構成する、または病いが発見される状況下で、患者の行動の組織化と統合を最適のレベルに保護するように働く外部規制力。
アイダ・オーランド	看護は、苦しんでいる、または無力感を予期している個人に反応する。個人の無力感を避け、緩和し、減弱し、または癒やす（中略）そのときその場の経験におけるケアのプロセス。患者のそのときその場の援助ニードを明らかにし、満たすこと。看護師の対応は、知覚、思考、そして感情を含む。
ジョイス・トラベルビー	他者の変化と影響に極めて重大にかかわっている対人関係のプロセスとサービス。病気と苦しさの経験を予防し、対処するために、そして必要に応じて、それらの経験のなかの意味を見いだせるように個人または家族を援助するために、専門実務看護師が個人または家族を援助することによる対人関係のプロセス。
マイラ・レヴァイン	独自の知識体系をもつ人間の相互作用である。その目標は環境の変化を通したエネルギーと統合性の保存である。
マーサ・ロジャーズ	看護は、学問を必要とする専門職業、ユニタリ・ヒューマンビーイングズの科学（サイエンス）、そしてヒューマンサービスにおけるこの知識の想像力に富んだ、創造的な活用のアートである。看護は生きていることと死につつあることに関心をもつ。実践の場は、病院の内外、コミュニティ、そして外部スペースの全範囲に及ぶ。関心の中核的現象は、還元不可能なユニタリ・ヒューマンビーイングズとそれぞれの環境の研究である。
ドロセア・オレム	看護はアートであり、援助サービスであり、そして技術である。 自分自身または環境の状態を維持する、または変更するために、看護師のケアを受けている個々人またはグループを助けるために、看護師によって意図的に選択され、実行される活動。 健康状態に関する患者の視点、医師の視点、そして看護師の視点を含む。普遍的セルフケア要件、発達的セルフケア要件、そして健康逸脱セルフケア要件。
アイモジン・キング	看護師とクライアントとのあいだで起こる人間の相互作用のプロセスであり、それぞれがその状況下で他者を知覚し、コミュニケーションを通して目標を設定し、手段を探求し、目標を達成するための手段に同意し、そしてその行動は目標達成への動きを示している行動、反応、相互作用、および相互浸透行為のプロセス。看護サービスは、個人が自分の役割において機能できないときに求められる。
ベティ・ニューマン	すべての、そして潜在的なストレッサーと関係する。環境のストレッサーの影響と潜在的な影響のアセスメントを扱う。
パターソンとズダード	それぞれの独自の参加者の、すべての人間的な可能性と限界を含んだ、人と人との交流、そして間主観的な交流において、ひとりの人間がもうひとり別の人間を助けることに関与する人間の学問分野。もうひとり別の人を必要とする、人のあらゆる人間の反応を組み込む。看護状況の参加者が、自分の人間としての可能性に一致している、そしてそうなるような、健康と苦痛に関連する頂上経験を通して他の人と戦う能力。
シスター・カリスタ・ロイ	看護が必要とされるときは、異常なストレス、または弱くなったコーピング・メカニズムが、その人の通常の対処しようとする試みを非効果的にするとき、病いまたは病いの潜在的状態の人の適応システム。

〔A.I.Meleis (2018) Theoretical Nursing：Development and Progress, Philadelphia, Wolters Kluwer.より筆者が作成〕

師協会（アメリカン・ナーシーズ・アソシエーション）という団体があります。日本は「看護」、米国は「看護師」と、少し異なっているのは、日本の場合は保健師、助産師、看護師に加えて、准看護師も含む複雑な構成員から成り立っているからです。

日本看護協会が定めている看護は「広義には、人々の生活の中で営まれるケア、すなわち家庭や近隣における乳幼児、傷病者、高齢者や虚弱者等への世話等を含むものをいう。狭義には、保健師助産師看護師法に定められるところに則り、免許交付を受けた看護職による、保健医療福祉のさまざまな場で行われる実践をいう」と定義されています（日本看護協会『看護にかかわる主要な用語の解説』二〇〇七年）。看護の定義でありながら、それに応えていないのでまったく気に入りません。

米国看護師協会の看護の定義は「看護とは、人間の反応の診断と治療（トリートメント）を通しての、健康と能力の防護、促進、そして最適化、病いと損傷の予防、治癒の促進、苦痛の緩和、そして個人・家族・グループ・コミュニティ・対象集団のケアにおける擁護（アドヴォカシー）である」（米国看護師協会、二〇一五年）というものです。

表の看護理論家よりはわかりやすくなっていますが、これもいまいち、ぼくは気に入りません。

ぼくが気に入った看護の定義

では、いちばん気に入っている看護の定義を紹介することにしましょう。

「看護とは実在または潜在する健康問題に対する人間の反応を診断し治療することである」
(米国看護師協会、一九八〇年)

ここで使われている言葉について、先に説明しておきましょう。「健康問題」というのは病気や損傷と言い換えてもよいと思います。医療や看護の対象が病院中心から脱してきているいまどきなら、ここに障がいや老化も加わってくるかもしれません。「人間の反応」はヒューマン・レスポンシーズの訳で、人間に生じる反応や人間的な反応と考えられます。「診断」はダイアグノーシスの訳で、「ダイア」は端から端までズーッとという意味の接頭辞、「グノーシス」は真の知恵や知識という意味です。ですから、「診断」はその言葉で表された状態の端から端までズーッとの知識ということになります。「治療」はトリートメントの訳で、トリートメントという言葉自体はすでに日本語化し、国語辞典にも載っていて、手入れという意味で使われています。英和辞典では、取り扱い、待遇、治療、処置、対処、処理があがっています。治療は英語ではセラピーが使われますが、最近の傾向としてナーシング・セラピーという言葉も使われるようになってきているので、あえて

「治療」という訳語を採用しました。

さて、なぜぼくはこの定義を気に入ったのでしょうか？

それは若いときの臨床体験にあります。三十歳ぐらいから十八年間、ぼくは滋賀医科大学という新設医科大学で過ごしました。そのときの経験がいまのぼくをつくりあげたと言っても過言ではありません。当時の大学病院は卒後一年目と二年目の若い医師の研修施設でもありました。したがって、医師のマンパワーは、いまと違って、十分なものでした。医師は医師としての仕事を医師集団で完結することができ、看護師は看護師としての仕事を看護師集団で完結することができました。といっても、このふたつの集団がバラバラに機能するのではなく、互いのやっていることを認識しながら、うまくかみ合って仕事をしていたと思います。本当に幸せな臨床体験でした。

そういったことが背景になってこの定義に出会ったとき、この定義は医師の仕事（医療と表現しておきます）も定義していると思いました。

「医療とは実在または潜在する健康問題そのものを診断し治療することである」

つまり、医師は「健康問題そのもの」を扱い、看護師は「健康問題に対する人間の反応」を扱う。このふたつが合わさるとヘルスケアの宇宙が完成することになります。ここでの医師と看護師の関係は、互いに補い合う関係、すなわち「相補的」な関係、あるいは補い合って完成する関係、すなわち「補完的」な関係と表現することができます。

医師と看護師で完成する医療と考えてくると、ヘルスケアにはもっと多くの職種がかかわっていることに気がつく人がいるかもしれません。たとえば、臨床検査技師、診療放射線技師、理学療法士、作業療法士などです。しかし、こうした人たちは、もともとは医師の仕事の範囲に入っていました。そこから技術的なことが独立して資格につながったのです。こういった医師から発生した技術職に対して、看護師は医師から発生したのではありませんでした。欧米では、病院という環境を提供し、管理する存在として、看護師がいたのです。前述の技術職が一階にいて、二階に医師がいるとすると、看護師は中二階という存在になります。

一九八〇年に公布された米国看護師協会の看護の定義は、互いのやっていることを認識しながら、うまくかみ合って仕事をしていたぼくの臨床体験をピタッと表しています。その意味で、ぼくはこの「看護の定義」を気に入っているのです。

余談ですが、医師であるぼくがここまで看護に深入りするきっかけを与えてくれたもののひとつが、実はこの一九八〇年に発表された米国看護師協会の「看護の定義」なのです。

2 仕事のやり方

米国看護師協会は一九七三年に、はじめての「看護実践基準」を発表しました。これは看護師の仕事のやり方を世間に公表したものです。なので、ユーザーの視点に見方を変えると、わたしを看護してくれる看護師とは、こういうやり方で仕事をする存在であることを約束するものといえます。そういう意味で、看護師にとっては、守らなければならない、とても重要な仕事のやり方です。

この頃の米国の看護界はというと、一九六七年に米国カトリック大学看護学部のヘレン・ユラとメアリー・B・ウォルシュを中心に、この大学の看護教員たちによって創りだされた「看護過程」（ザ・ナーシング・プロセス）がエポックメーキングな出来事でした。看護過程という言葉はザ・ナーシング・プロセスの公表以前にも用いられてきた言葉ですが、仕事のやり方を表すものとしては、このザ・ナーシング・プロセスがはじめてであると思います。だからこそ、ユラとウォルシュたちは「ザ」という定冠詞をつけたのでしょう。ほかにも、患者さんと看護師とのやりとりや交流のプロセスを看護過程と呼ぶこともあり、厳密にはややこしい事情があります。なので、この本のなかでは「ザ・看護過程」と呼ぶことにします。ザ・看護過程は、最初、英語ではアセッシング・プランニング・インプリメンティング・エバリュエーティングという四段階で表されました。その後、一九七三年に『ザ・看護過程』の成書が出版され、その訳本が出版されたことで訳語はアセスメント・計画立案・実施・評価に定着しました。順に見ていくことにしましょう。

アセスメント

アセスメントは、前述のように、もともとはアセッシングでした。アセスは動詞で、「算定する、査定する、評価する」という意味です。エバリュエーションを評価と訳すことによって、評価という訳語はここには使えないし、内容的にも患者さんからいろいろな方法でデータを得ながら、自分の頭のなかにある看護の学問や経験を駆使して患者さんの看護学的な状態を思い浮かべ、さらにそれを確かめるデータを収集し、再び考えて患者さんの看護学的な状態を把握するということを含んでいるので、アセスメントと名詞形の訳語になったのだと思います。

計画立案

計画立案はプランニングで、アセスメントの結果、明らかになった看護問題を解決するために、いつまでに、何を目標として、どのようなケアを提供するかという具体的な行動計画です。

実施

実施はインプリメンテーションで、立案した計画をそのとおりに実行することです。それも、がむしゃらに実行に移すのではなく、安全に・効果的に・効率的に・タイムリーに・患者中心に・公平に〔米国医学アカデミー（二〇〇一年、旧・米国医学研究所）〕実行に移すよう求められています。

評価

評価はエバリュエーティングで、基本は、あらかじめ設定した目標をどの程度達成したかということで表します。①目標を完全に達成した。②目標を一部達成した、または目標に近づいた。③何の変化もない。①の場合は、この状態が長く続くように、ときどき元の木阿弥になってはしないか確かめることが必要です。②の場合は、少しは改善されているわけですから、このまま同じ看護ケアを続けるか、もっと効率的なケアがないか考え直すかの選択が必要になります。後者なら、データを追加して、アセスメントからやり直しです。③の場合は、立案された計画が、この患者さんにはまったく合っていなかったということで、いちからやり直しということになります。

『おたんこナース』

一九九五～一九九八年に「ビッグコミック・スピリッツ」誌に連載された『おたんこナース』（佐々木倫子／原案・小林光恵）というマンガのなかで、主人公の似鳥ユキエさんが患者さんから「看護師って何をしているの？」というような趣旨のことを言われて、

図1のような説明をするところがあります。ここにザ・看護過程の輪っかを背負って、裏づけがあるとか、知識と技術と経験を使っているというように、看護にとって最も重要なことを伝えてくれています。看護師が知的専門職であることを一般誌で、しかもマンガ雑誌で主張したはじめての作品だと思います。

『おたんこナース』ではザ・看護過程が①〜⑤までの五段階で表され、一方通行の矢印で輪状に示されています。この②看護診断というのは、はじめて一般の人に知らされた言

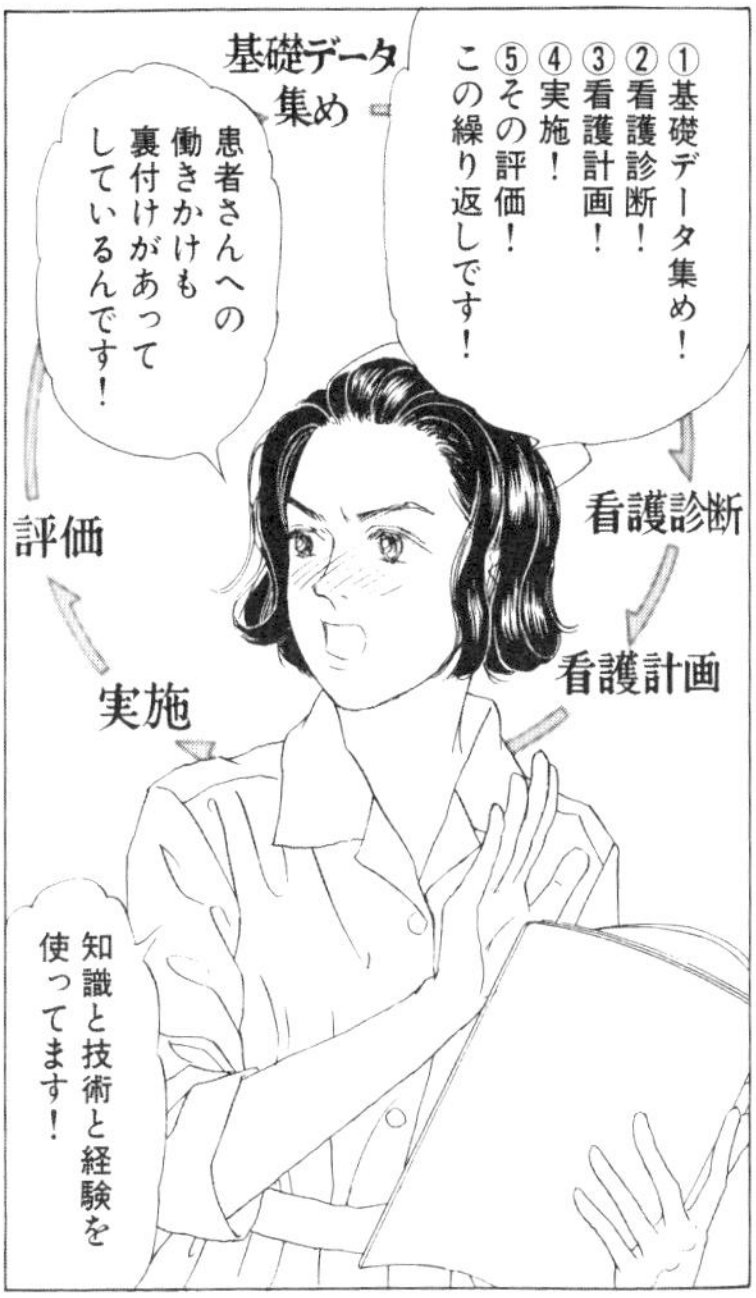

①基礎データ集め！
②看護診断！
③看護計画！
④実施！
⑤その評価！
この繰り返しです！
基礎データ集め
看護診断
看護計画
実施
評価
患者さんへの働きかけも裏付けがあってしているんです！
知識と技術と経験を使ってます！

図1　ザ・看護過程の輪を背負う主人公

（出典：佐々木倫子，小林光恵原案（1997）．おたんこナース，第4巻．p.131．小学館）

葉です。しつこいようですが、診断という言葉は一九八〇年の米国看護師協会の「看護の定義」に出てきた言葉です。ということは、健康問題に対する人間の反応のことを指しているのはすぐにピンときていただけると思います。この人間の反応を、医師の医学診断と同じくらいの重みをつけた言葉で表現しようとしたのが看護診断の運動です。

看護診断

看護診断は、医学診断の看護版です。アセスメントの結果を表現するのが看護診断で、その看護診断は看護師の共通言語となり、その言葉を聞けば、原因やその結果である看護学的状態、それに対する目標や看護ケアがパッと思い浮かぶのです。

看護実践基準

米国看護師協会は一九七三年になって、それまでばらばらに行なわれていた看護実践を統一して、看護師はこのようなやり方で仕事を行なうようにという基準を設けました。ザ・看護過程が発表されたのが一九六七年でしたから、このやり方を徹底させることが目的だったのではないかと考えられるほど熱の入ったものでした（アメリカ看護婦協会編／日本看護協会国際部訳（一九七九年）、看護業務の基準、日本看護協会出版会）。その内容は次のようなものです。

基準1　クライアントまたは患者の健康状態に関するデータの収集は、系統的かつ継続的に行う。データは、利用しやすく、よく伝達され、記録される。
基準2　看護診断は健康状態に関するデータから引きだす。
基準3　看護計画には看護診断から引きだされた目標を含む。
基準4　看護計画は、看護診断から引きだされた目標を達成するための優先順位および規定の看護アプローチあるいは方法を含む。
基準5　看護行為は、健康の増進、保持、回復に、クライアントあるいは患者を参加させる。
基準6　看護行為は、クライアントまたは患者が自分の健康の可能性を最大限に伸ばすのを助ける。
基準7　クライアントまたは患者が目標達成に向かって前進したか否かは、彼らと看護師が決定する。
基準8　クライアントまたは患者の目標達成度いかんによっては、再アセスメント、優先順位の再考、新しい目標の設定、看護計画の修正などが必要となる。

その後、米国看護師協会はさまざまな看護実践領域ごとの基準を作成してきたのですが、一九八二年になって、精神科看護と精神保健看護の領域の委員会が、構造・プロセス・アウトカム判断基準を含む新しいフォーマットを用いて、看護師中心と患者中心のアウトカム判断基準を作成しました。それをきっかけに米国看護師協会内外の意見を踏まえて、一九九一年に見直しを行ない、実践基準を細分化してアセスメント・診断・アウトカム明確化・計画立案・実施・評価という六段階に改訂しました。

その後は、五年おきくらいに看護実践基準を定期的に見直し、その数年後に改訂版を発表することになりました。その最新刊は二〇一五年です。その基準のなかで、どの看護師であってもこれだけは守って実践する基準としているものを紹介することにしましょう（**図2**）。

この基準は、一九九一年以来一貫して、まず基準1～6までの看護過程が示され、その後に「専門職としての遂行能力の基準」が示されています。

この基準の図には、各基準のあいだにフィードバック・ループと呼ぶ両向き矢印が網の目のように描かれています。つまり、『おたんこナース』のように一方通行の矢印ではなく、それぞれの段階で振り返って、他の段階へフィードバックを送ることが図示されているのです。

ここから後は、この二〇一五年改訂版の看護実践基準をもとに、看護師の仕事を説明することからはじめることにしましょう。

まずは冒頭に掲げてある「基準の大切さ」は次のようなものです。

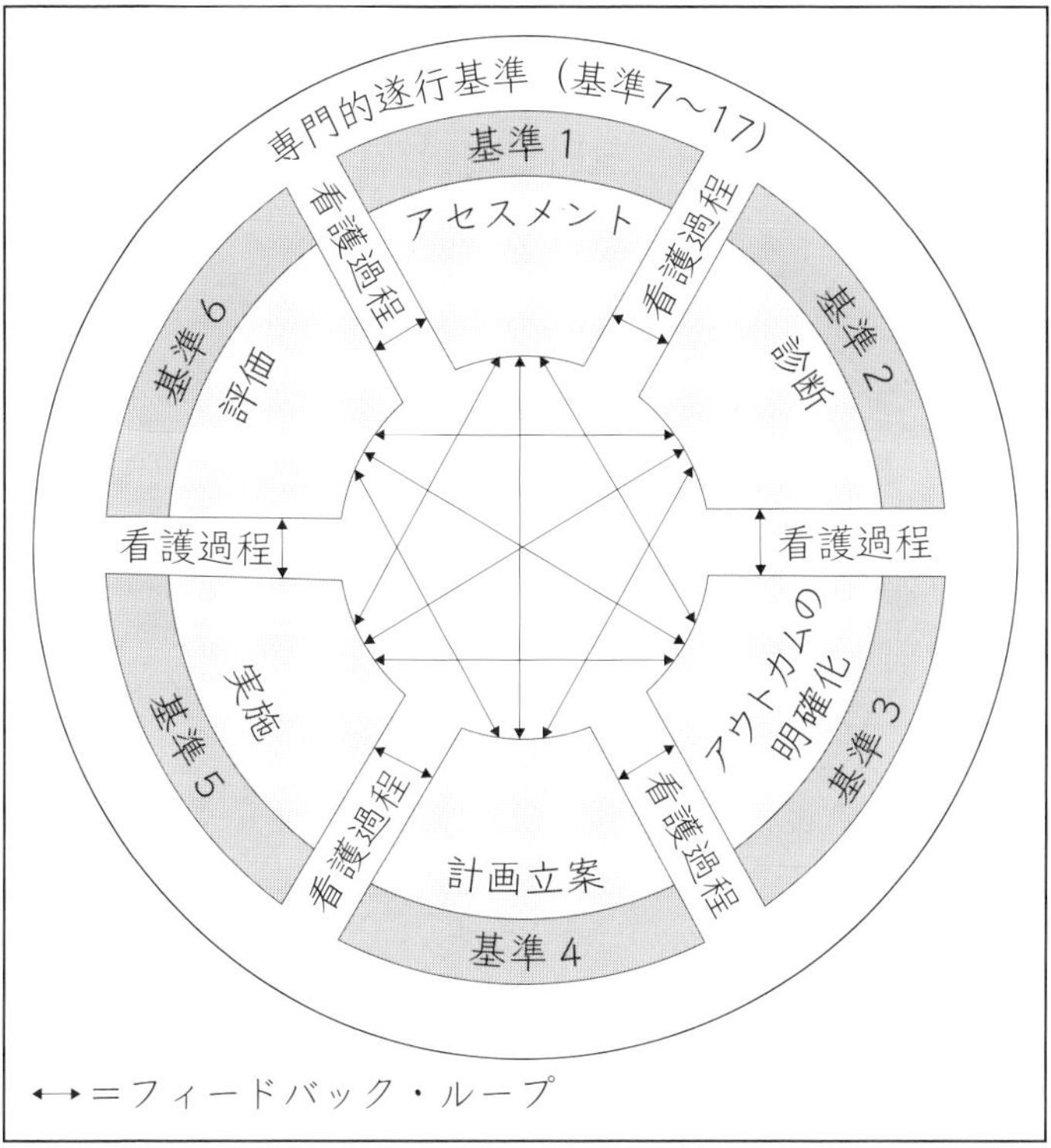

図2　ザ・看護過程と看護実践基準

基準の大切さ

〈専門職看護実践基準〉は、役割、対象集団、または専門性に関係なく、すべての看護師が十分に実行することが期待される義務についての権威のある声明である。ここに公開された基準は、この基準の適用が状況依存的であることを理解したうえで、ケアの基準の根拠として用いることができる。この基準は、看護専門職と一般の人たちによって開発され、受けいれられている専門的な実践の新しいパターンとして、看護専門職のダイナミクスとともに変化する傾向がある。さらに、具体的条件と臨床状況もまた、所定の時間（例：自然災害時）において、この基準の適用に影響を与えることがある。この基準は、正式なもので、定期的な見直しと改訂の対象である。

それぞれの基準に付随する〈実践能力〉は、対応する基準の準拠の根拠となることがある。この実践能力のリストは網羅的ではない。特定の基準、または実践能力が適用されるかどうかは、状況によって異なる。この実践能力は、看護師レベルに対して提示され、そしてすべての看護師に対して適用される。基準は、大学院レベルで学修中の看護師、すなわち高度実践看護師も含むカテゴリーに対して詳しく説明された追加の実践能力を含むこともある。場合によっては、高度実践看護師にだけ適用される追加の個別の実践能力が含まれることがある。

そして次項の基準1につながります。

3　アセスメント

米国看護師協会の専門職看護実践基準は、前述の六つの基準のもとに、その基準を達成するための実践能力が「看護師は……する」というかたちで列挙されています。基準1は次のようなものです。

基準1　アセスメント

看護師は、ヘルスケア消費者の健康または状況に関連する適切なデータと情報を収集する。

実践能力

看護師は

- その人が生まれながらにもっている尊厳・価値観、そして独自の特質に共感するとともに、それらを尊重し、系統的かつ継続的に、デモグラフィックデータ（訳註：性別・年齢・住んでいる地域・所得・職業・学歴・家族構成などその人のもつ社会経済的な特質データ）、社会的な健康決定因子、健康格差、そして身体的・機能的・心理社会的・情動的・認知的・性的・文化的・年齢関連的・環境的・スピリチュアル／トランスパーソナル的・経済的なアセスメントを含むが、これらに限定されるものではない適切なデータを収集する。
- WHO（世界保健機関）の「ヘルシーピープル二〇二〇」、または看護実践に影響を与える他の機関によって明らかにされたアセスメントパラメーターの重要性を認識する。
●グローバルな因子と環境因子からの知識をアセスメントプロセスに統合する。
●ヘルスケア消費者の価値観、嗜好、表出されたニーズと表出されないニーズの両方、そしてヘルスケア状況に関する知識を引きだす。
●その人自身の個人的な特性、価値観、そして信念がアセスメントプロセスに与える影響を認識する。
●心理社会的、識字的、経済的、そして文化的な考えかたにもとづいて、効果的なコミュニケーションに対する障壁を明らかにする。
●家族ダイナミクスがヘルスケア消費者の健康とウエルネスに与える影響をアセスメントする。
●ホリスティックで文化的なデータ収集に、ヘルスケア消費者と他の多専門職チームのメンバーを従事させる。
●ヘルスケア消費者の、そのときその場の状態、あるいはヘルスケア消費者または状況から予想されるニーズにもとづいて、データ収集の優先順位を決める。
●パターンやバリアンスを明らかにするために、根拠にもとづいたアセスメント技法、測定用具、ツール、入手可能なデータ、情報、そしてヘルスケア状況に関連する知識を用いる。

●データと情報の収集・維持・使用・普及に対する倫理ガイドライン、法的ガイドライン、そしてプライバシー・ガイドラインを適用する。
●ヘルスケア消費者のケアの好みを尊重することによって、そのヘルスケア消費者をその人自身の健康に関する権威であると認識する。
●関連するデータを、正確に、そして多専門職チームがアクセス可能な方法で記録する。

この基準に書かれている内容は相当深いものです。「その人が生まれながらにもっている尊厳・価値観、そして独自の特質に共感するとともに、それらを尊重する」というデータ収集のときの心構えは、患者さんに対峙するときの倫理的な心構えです。

続く「デモグラフィックデータ、社会的な健康決定因子、健康格差」も、訳註を参考にしていただくと、範囲の広さに驚かされます。さらに「身体的・機能的・心理社会的・情動的・認知的・性的・文化的・年齢関連的・環境的・スピリチュアル／トランスパーソナル的・経済的なアセスメント」を行なうためには、ヘルスケアにとどまらない看護師の仕事の範囲の幅広さを反映しています。

こうしたデータを取り扱うのですから、アセスメントする看護師にも相当深い知識や教養が求められます。でも、これに怖じ気づいてはいけません。

アセスメントは、すでに簡単に説明したように、患者さんからいろいろな方法でデータを収集しながら、自分の頭のなかにある看護の学問や経験を駆使して患者さんの看護学的な状態を思い浮かべることを繰り返し行なって、とりあえずの結論を導き出すことです。とりあえずというのは、データが十分でなくてアセスメントが適切でない場合があるからです。

アセスメントは、〈データ収集〉と〈データ分析〉に大きく分けることができます。もちろんこのふたつのあいだを行ったり来たりするのは言うまでもありません。

データ収集

データ収集も面接と診察というふたつの技法で得られるものに分けることができます。面接（インタビューイング）は患者さんが話すことによって得られるデータです。そのためには技法が必要です。しかも何について話してもらうのかということもわかっていなければなりません。

技法について、ぼくはカール・ロジャーズが来談者中心療法（クライアント・センタード・セラピー）のなかで用いる技法を使うように学生たちに教えてきました。この技法は、米国のプラグマティズム哲学に依拠し、個人の価値観と尊厳を大切にして、主体性や自立性、そして自律性を尊重する技法でありセラピーなのです。セラピーですが、セラピストがセラピーを受けにきたクライアントにお説教をたれる（指示する）というようなことはしません。まずは、話したいことを自由に話すことのできる環境を提供するようにします。ですから、そこで用いられる技法はロジャーズの非指示的技法（ノン・ディレクティブ・テクニック）と呼ばれています。看護でも早くから取りいれられ、たとえば、日本語にも翻訳されたヘイズとラーソンの『インターアクティング・ウイズ・ペイシェンツ』（邦訳名『看護実践と言葉―患者との相互作用』メヂカルフレンド社）は一九六三年に出版されています。

この技法でいちばん大事なことは〈聴く〉ことです。面談時間の大部分、そう九〇パーセント以上は聴く時間に費やします。そのためにはプライバシーが確保され、周囲の音がうるさくない、気持ちよく話せる環境を提供することが、最初に求められます。

そして質問です。この技法は「最初は幅広い投げかけをしよう」と教えます。そこで気になることがあると開放型質問（オープン・エンディッド・クエスチョン）をします。たとえば、「そこをもう少し詳しくお願いします」というように、気になる点にピンを刺して、後は自由に話してもらいます。聴くのもただボーッと聴くのではなく、あなたのことがとても知りたいとサインを出しながら聴きます。「ええ」や「そうなんですね」というように肯定を示すサインを使うのもいいでしょうし、相手が話したことを繰り返す「オウム返し」も聴いていることを示すサインです。「あなたのことをわたしは何も知りません。だからあなたのことを教えてください」というサインを示しながら、話したいだけ話しつくしてもらうという姿勢を示すことが大切です。もちろん、話がばらけてきてとりとめなくなってくれれば、それまでを要約するといったことも有効です。「それはこういう意味ですね」と確認することも、誤った解釈を防止します。

逆に、聴くことを妨害する技法もあります。たとえば、「京都に行ったことがありますか？」や「金閣寺に行きましたか？」というように、イエスかノーかという二者択一を迫るような質問のことです。これを閉鎖型質問（クローズド・クエスチョン）といいます。尋ねたいことを訊問するようにイエスかノーかの質問を重ねると、答えるほうはどんどん追い詰められていきます。これでは、話したくなくなります。この質問はこのように欠点も多いのですが、利点もあります。開放型質問ではっきりしないことは閉鎖型質問で確かめることができます。

質問に関して、もうひとつ中立型質問（ニュートラル・クエスチョン）というのがあります。たとえば、「身長は何センチですか？」というような答えがひとつしかない質問のことをいいます。こういう質問は心に動揺を与えないといわれています。よく冗談に、女性に年齢を尋ねる中立型質問は動揺を与えるなんていいます。

こうした技法を用いてどのようなデータを聴きだすのかというと、健康問題に対する人間の反応なのですが、その範囲は幅広いものです。患者さんのデータは大きく分けると、身体データ・心理データ・社会データの三つになります。この三つはさらに細分することができます。たとえば、安全・清潔とセルフケア・運動・呼吸機能・心機能・水－電解質－酸塩基平衡・栄養・皮膚統合性と創傷治癒・感染防御と感染管理・排尿・排便・睡眠と休息・疼痛管理・感覚－知覚・認知機能・自己概念・家族と家族関係・喪失と悲嘆・ストレス－コーピングと適応・ヒューマンセクシュアリティ・スピリチュアルヘルスといったものです。よくわからない言葉もあるとは思いますが、看護師はこうした項目のひとつひとつを三年なり四年の看護師養成課程で勉強しています。さらには患者さんがこれまでどのような生活をしてこられたのか、いま何をしておられるのか、何を大切にしておられるのかといったことを知らずに看護を行なうことはできないと思うので、ぼくは看護学生たちに生活史（ライフヒストリーまたはライフストーリー）を聴くように教えてきました。

いずれにしろ最終的には、面接は受容と共感が重要です。もちろん、面接する側の考えや感情と一致（自己一致）していなければ、それは無理かもしれませんが……。

さて、もうひとつのデータ収集の技法は診察（フィジカル・アセスメント）です。診察というと、一般的には医師が行なっている頭のてっぺんから足のつま先までを視診・聴診・触診・打診の技法と体温計や血圧計など簡単な道具を用いる測定などを指します。看護師もこんにちではこうした技法を学んで身体データを得るように訓練されています。検査成績や画像診断も看護に生かすことができます。

さらに、看護では日常生活動作（アクティビティ・オブ・デイリー・リビング、略称

ＡＤＬ）の援助を大切にしています。これは、食事・更衣・移動・排泄・整容・入浴など日常生活を送るうえで欠くことのできない基本的な活動を表しています。さらに、病院だけでなく、在宅医療の現場では手段的日常生活活動（インスツルメンタル・アクティビティ・オブ・デイリー・リビング、略称ＩＡＤＬ）に関するデータも必要になります。少し煩雑ですが、訪問看護師の興味の対象を知っていただくために列挙します。

1. 食事の準備、後片付け
2. 衣類の洗濯、収納
3. 住まいの管理、家電製品の操作、火気類の操作
4. 入浴、口腔衛生、洗髪、排泄（トイレ）、手甲指の洗浄、害虫退避
5. 化粧、身だしなみ、服飾、マナー（礼節）
6. 買い物
7. 車、バイク、自転車の操作と運転、公道の走行、通行料金、燃料の給油方法、交通標識標示信号の認識
8. 公共機関の利用
9. 来院と服薬管理
10. 金銭管理

11．情報の活用
12．時間の感覚
13．公衆電話、固定電話、スマートフォン、パソコンの操作
14．娯楽
15．交渉会話能力
16．知識を受けいれる能力
17．社会的な受益負担と行為能力
18．労働と勤労
19．道徳と倫理
20．さまざまな社会資源の活用
21．ペットの飼育
22．青年までの子育て、養育管理、予定配偶者との遭遇、親近者との死別など
23．生前準備
24．健康管理
25．災害時の対応
26．性的欲求
27．環境の把握と判断能力、対処法、静穏さの維持、テリトリー

28．政治的活動
29．助けを呼ぶ判断能力と遂行能力、危険回避

ＡＤＬやＩＡＤＬに関するデータは、できるかどうか、お話を聴くだけでなく、実際にやっていただいて確かめる場合もあります。面接技法も診察技法も必要になる場合があるということです。

とはいえ、急性疾患や事故による身体損傷など、一刻を争うような緊急事態では、データ収集で何を優先させるかということに注意をはらう必要があります。

このようにして収集したデータは、次のデータ分析をやりやすくするように、系統的に整理したかたちで記録しておきます。

診察は、医師が行なっている診察技術を看護に応用します。この技術はそれほどむずかしいものではありません。むずかしいのはその解釈です。医師が行なう解釈は、患者さんの医学的状態の診断に結びつく解釈です。その基礎になっているのは医学知識です。看護師がこの技術によって得られたデータから解釈するのは、もちろん患者さんの医学的状態をモニターするために医師から委託された役割から行なうものもありますが、本命は患者さんの看護的状態の診断に結びつく解釈です。

さて、面接と診察だけがすべてではありません。それを観察とか直観とか呼んでいま

す。直観を説明するのはむずかしいことです。なぜなら説明できないものを直観というからです。直観によって行動することはよくあります。看護実践においてもです。しかし、直観にばかり頼っていては看護になりません。なぜなら、看護は科学的実践だからです。

データ分析

収集したデータは個々ばらばらです。それらのデータがどのような意味をもっているかを、特に看護学的にどのような意味をもっているかを読み解く作業が必要になります。それをここでは「分析」と呼ぶことにします。これをぼくは「気づき・洗いだし・クラスタリング・ネーミング」という四段階で説明してきました。

まず、第一段階の**気づき**からはじめます。これは、小さなときから知っている健康という概念によってデータをふるいにかけることによって、収集したデータのひとつひとつを見分けることです。健康回復・健康維持・健康増進というベクトルから見て、プラスかマイナスか、標準からかけ離れているかいないか、異常か正常か、健康を阻害する因子があるかないか、というように見分けます。そして、マイナス・かけ離れている・異常である・阻害する因子が存在するといったことを示しそうなデータにちょっとしるしをつけておくといった作業を行ないます。

第二段階は**洗いだし**と名づけました。気づきの段階でふるいにかけられて、残ったデータをもう一度ひとつひとつ吟味します。気づきで残ったのは、簡単にいうと、健康にとって問題となるデータでした。そうしたデータのなかには、医師が取り扱ったほうがよいデータがたくさん含まれています。ほかにも、看護師以外のさまざまな職種が扱ったほうがよいデータもたくさん含まれているはずです。そうしたデータまで看護師が抱え込むのは、チーム医療にとって、決してよいことではありません。昔から「餅は餅屋」という金言があるではないですか。

　ということで、今度は「看護の定義」でもってふるいにかけます。「看護とは実在または潜在する健康問題に対する人間の反応を診断し治療することである」という、あれです。ひとつひとつのデータを「健康問題に対する人間の反応」かどうかという視点で吟味していきます。ここで問題となるのは、この「健康問題に対する人間の反応」とは何かということです。具体的には、このデータ分析の結果ということになるのですが、簡単な方向づけだけはしておきましょう。

　実は、ぼくのお気に入りの米国看護師協会の「看護の定義」は、一九八〇年に発刊された『米国看護師協会の社会政策声明』(ア・ソーシャル・ポリシー・ステートメント：看護の社会的役割に関する方針声明書）に掲載されているのですが、このなかに「看護介入の焦点」となる事柄も掲載されています。この内容が人間の反応の簡単なオリエンテーションにピッタリなので紹介することにします。

1. セルフケアの限界
2. 休息・睡眠・呼吸・循環・活動・栄養・排泄・皮膚・性・その他の領域における機能障害
3. 疼痛と不快
4. 病気と治療、生命を脅かす出来事と、日常の経験に関連した不安・喪失・孤独・悲嘆などの情動上の問題
5. 幻覚など、対人関係や知的な働きのなかに反映される象徴機能のゆがみ
6. 意思決定や個人的選択をする能力の欠如
7. 健康状態が要求する自己イメージの変更
8. 健康についての自己の置かれた状態を認識することに関係する機能障害
9. 出生・成長と発達・死など、生命過程に関連する心身の機能
10. 問題のある親族ないし準親族関係

どのようなことについてのデータを集めるのかというところでも、このようなリストを示したのですが、このリストは収集したデータからどういう方向の結論を導きだそうとしているのかということが、かなり具体的に表現されていると思います。あなたのまわりに

いる看護師がこのような関心をもっていて、患者さんをケアしようとしていることをおぼえておいてください。

次は**クラスタリング**という段階です。クラスターというのは、名詞ではかたまり、房、集団、群れ、集落といったもので、動詞ではかたまりにする、群れをなして集まるという意味になります。ですから、クラスタリングは「かたまりづくり」という動名詞なのです。

この段階ではデータをひとつひとつ吟味するのではなく、少し離れて眺め、関係がありそうなデータのかたまりをつくります。関係というところがミソなのですが、どうすれば関係が見抜けるのでしょう。たとえば、「七日間、便が出ない」「便が固くて排便のときに苦しい」「運動量が少ない」「水分をあまりとらない」「野菜をあまり食べない」「下剤を常備薬にしている」というデータがあると、大腸をはじめとする消化管に病変がなければ、「便秘」だと誰もが疑うでしょう。では、なぜ便秘だとわかったのでしょう。それは便秘というものがこういうものだと知っていたからです。知らなかったら、こうしたデータが関連し合っていることに気づきません。知っていたから、このようなデータのかたまりが便秘という意味をもっていることに気づけたのです。意味というのは「概念」です。わたしたちは知ってか知らずしてか、自分の頭のなかに便秘という概念をもっていたのです。ですから、少し離れてデータ群を眺めるにしても、ボーッと眺めていたのでは概念は浮きあがってきません。これまでに学んできた看護学や医学の知識、そして臨床経験を総動員して眺めることが大切です。

では、例としてあげた便秘に関するデータですが、これらの情報をすべて収集してからでないと便秘だと思ってはいけないのでしょうか。そんなことはありません。病院での患者さんの生活をアセスメントするために、看護師は必ず排泄に関するデータを聞きだそうとします。たとえば、一日の平均的な排便回数や便の性質（性状）、そしてそのときの苦痛の有無などについてです。便が毎日出ないということを知ると、そこを手がかりに確かに便秘だと確信するまで詳しく話してもらいます。「便秘かな」と最初に思うことをむずかしく言えば〈仮説生成〉、どれどれというように追加のデータを聞きだすことをむずかしく言えば〈仮説検証〉ということになります。〈これかな：仮説生成〉と〈どれどれ：仮説検証〉を繰り返して、「ああ、この人にはこんな面があるのだ！」ということに行き着くのです。「基準1：アセスメント」のなかでも、こういう細かなフィードバックプロセスがあります。

最後が**ネーミング**です。ネームが名前をつけることで、それが動名詞になると「名前づけ」という意味になります。ネーミングで表現される言葉については、看護の専門用語はなく、日本では長いあいだ個々の看護師にまかせられていたのですが、その表現で苦しんでいたときに米国の看護診断運動の成果が紹介されるようになり、これを取りいれることがひとつの解決策になりました。

4 診断

基準1「アセスメント」の次を受けるのは「診断」、もしくは「看護診断」です（図2 本書33ページ）。

基準2　診断

看護師は、実在または潜在する診断・問題・論点を明らかにするために、アセスメント・データを分析する。

実践能力

看護師は

●対人関係的、系統的、文化的、または環境的な状況を含むかもしれないが、それらに限定されない、ヘルスケア消費者の健康と安全、または健康への障壁に対する、実在または潜在するリスクを明らかにする。

●実在または潜在する診断・問題・論点をはっきりと説明するために、アセスメント・データ、標準化された分類体系、テクノロジー、そして臨床意思決定支援ツールを用いる。

●個人、家族、グループ、コミュニティ、対象集団、そして専門職連携の同僚とともに、診断・問題・論点を検証する。

●ヘルス－イルネス連続体にわたるヘルスケア消費者のニーズを満足させるため

に、相互に設定された目標に基づいて、診断・問題・論点の優先順位をつける。

●期待されるアウトカム（結果、成果）と計画の決定を容易にする方法で診断・問題・論点を記録する。

基準2は「診断」、いわゆる看護診断のことです。診断がまだつかない状態や、疑問の余地があることを示すために、この基準のなかでは問題や論点という言葉も用いられています。しかし、方向性としては看護診断です。

看護診断開発のはじまり

看護診断運動の初期にたくさんの定義が発表されました。一九七三年に開催された、はじめての全米看護診断分類会議に参加した人たちには、いろいろな思いがあったからでしょう。会議を開催するにあたって、セントルイス大学看護学部の先生たちがあらかじめ定義しておかなかったのは、それも含めて参加者とともに考えようとしたからです。とりあえずは「アセスメントの結果を表現するもの」として呼びかけました。ですから、ぼくのデータ分析プロセスでは気づき・洗いだし・クラスタリングの結果をネーミングする部分ということになります。

第一回の会議の記録から少し抜き書きしてみましょう。

――わたしたちセントルイス大学看護学部と同僚の看護師たちは、看護師としての特有の問題を、もっと端的に表現することを渇望していたのです。いつまでも「何をするのかわかっているけれど、それを言葉に表せない」なんて言ってられませんものね。

――どうしてこのようなことが問題となってきたのかというと、大学病院にコンピュータによる診療記録作成が取りいれられて、多くの情報を簡単に扱える条件が整ったのですが、看護師のためにどのような情報を蓄えればよいのか説明することができない、というようなことがあったからです。さらにちょうど同じ頃、医師と看護師は違った問題を見ているのだと主張する看護師たちと一緒に、外来ケアを行なっている患者さんについて医師と看護師の両方の立場から議論したのですが、ふたつの職種からケアを受けなければならない理由をもっとはっきりさせなくてはならないと思ったからでもあるのです。

――何回もの討議のあと、こうした問題はどこの病院でも同じように起こっていて、いろいろな用語や分類がつくられているはずだというアイデアがひらめきました。そこで、こうしたことを考えている人たちを一堂に集めて、普遍的で、総合的なシステムをつくることは、長い目で見れば最も効率的なことにちがいないと確信するにいたったのです。

　このように話しているのは、この会議の呼びかけ人になったゲビー（クリントン政権の顧問になった人です）とラヴィンです。実行委員会メンバーも会議が開催されるまで、ずいぶん心配だったそうです。

――会議の用意をしていて、疑問がわいたり、恐ろしくなったりしました。もし誰も来なかったら、もし共通の用語なんてなかったら、満場一致はとてもじゃないけれど、もし看護師ではない人にはわかってもらえなかったら、もし臨床看護師（教育看護師・研究看護師）が旅費を自弁してまで来てくれなかったら、もし結局のところ空騒ぎに終わってしまったら、いったいどうすればいいのかしら、とね。

　結果は大成功で、専門用語がないところに、看護師の仕事の範囲を明確に告げる専門用語を生みだすきっかけをつくりだしたのです。

　全米看護診断分類会議はその後、参加者の提案で、二年に一回、会議を重ねることになりました。参加者も次第に拡大し、それに合わせて名称も「北米看護診断協会」（頭文字をとってＮＡＮＤＡ、ナンダと呼ばれる）となり、さらには、いまはＮＡＮＤＡがロゴ化して「ＮＡＮＤＡインターナショナル」と、全世界的な組織となっています。

　看護診断の運動はいまも続いていますが、ちょっと下火になってきました。あたりまえのものになったということもあるのかもしれませんが、身体面・心理面・社会面という三つの側面のうち、心理社会的な側面は看護学のなかでも心理学や社会学、それとその境領域の学問を共有するもので、一九九〇年代までにほぼ出揃った感があるからかもしれません。

診断とは

診断という言葉はいろいろな用いられかたをします。誰もが思いつくのは病気の診断でしょう。ほかにも経営診断のように実業界でも用いられます。その診断が看護でも用いられるようになったのです。

看護の定義について説明したときに、診断という言葉についても説明しました。そのときの説明は

「その言葉で表された状態の端から端までズーッとの知識」

というものでした。端から端というからには、どういう端なのかということも考えておかなければなりません。これについても患者というものは、イルネス、すなわち病気の状態とウエルネス、すなわち健康な状態をつないだ連続体（イルネス－ウエルネス連続体）のうえのどこかに存在するものであり、自然が働きかけて功を奏すると、イルネス側からウエルネスの方向へと進んでいく修復過程をたどると説明していました。だから、診断とい

うことを考えるときには、このイルネス－ウエルネス連続体をイメージしておく必要があります。

診断という概念

さて、診断という概念を理解してもらうには看護を例にあげるよりも、診断の老舗、医学診断を例にあげたほうがよいでしょう。

病理学的概念

たとえば、自分自身が重症狭心症（冠動脈狭窄三枝病変）で冠動脈バイパス手術をかつて受けたことがあるという経験から、狭心症より少し重症な「心筋梗塞」という病気を用いて説明することにしましょう。
〈心筋梗塞〉という言葉自体は病理学から生まれた言葉です。病理学というのは病気の成り立ちを究める学問です。心筋梗塞を分解すると心筋と梗塞という言葉になります。〈心筋〉は心臓の筋肉、〈梗塞〉は動脈が閉塞してその動脈が血液を供給している領域（支配領域といいます）の壊死、つまり細胞の死亡が起きる現象を表しています。

心臓の筋肉は一分間に八〇回くらい収縮と弛緩を繰り返しています。そのためには大量の酸素や栄養素を必要とします。消化器系から栄養素を、呼吸器系から酸素を獲得した血液は左心室から大動脈を経て全身に酸素と栄養素を送り届けます。心臓に対しては、心臓のなかに血液があるから、そこから酸素と栄養素を獲得するというのではなく、心臓から出ていく大動脈から最初に分岐する冠状動脈が心筋に分布していて、必要とされる酸素や栄養素を必要なだけ供給しています。ところが、たとえば動脈硬化症などで、この冠状動脈が閉塞して酸素不足や栄養失調を起こして心臓の筋肉細胞が死滅して起こるのが心筋梗塞です。細胞が死滅することを病理学的には壊死と呼びます。ですから、心筋梗塞という言葉は、冠状動脈が閉塞して心筋の壊死が起こるという〈病理学的概念〉を表しています。

症候学的概念

心筋が壊死を起こすときには強い症状があります。突然（血管が詰まるやいなや）、いままでに経験したことがないような胸痛が起こります。胸部といっても上半身の前後左右広い範囲なので、出現場所を特定して前胸部痛というような呼び方もあります。ドラマや映画で「ウッ」とげんこつで胸を押さえながら苦しむ場面がありますが、これは典型的な症状です。

糖尿病患者や高齢者の場合は、ときに無症状のことがあります。こんな場合には、知らないまま治っていたり、突然死（後述の致死性不整脈のため）で発見されたりします。数年前、ぼくの従兄に電話すると「今日は朝からなんかしんどいにゃわ」とのこと。「とにかくマンションのドアの鍵はかけないで」と頼んで駆けつけると、ニタァと笑って本人が門口に出てきました。根掘り葉掘り話を聴くとどう考えても心筋梗塞。それで、救急病院に運ぶとやはり心筋梗塞でした。この従兄は当時八十二歳くらいでした。

胃が痛いという症状のこともあります。これは、脳から直接つながる脳神経のひとつである迷走神経が心臓のうしろを通っているからです。迷走神経は消化器官につながる神経として知られていますが、心筋梗塞のサインという意味もあるのです。

もちろん、診察所見もあります。胸部の聴診で徴候が得られることもあります。血圧が低下していることもあります。

こういった、心筋梗塞に特有の症状や徴候をとりまとめ、それが出現するメカニズムを説明するのが〈症候学的概念〉です。

診断学的概念

このような症状や徴候をもった患者さんが救急で病院にやってきたら医療者はどうするのでしょうか？

問診と診察によって得られたデータと率直に向き合い、そこからどのような医学的状態であるか考えます。そして思い浮かんだ医学診断を除外するための検査を真っ先に行ないます。心筋梗塞を思い浮かべたのであれば、心電図検査で特徴的な波形を確認したり、心筋が壊死して細胞が壊れたときに血液のなかに流れ込んだＣＫ（クレアチンキナーゼ）やＡＳＴ（アスパラギン酸アミノトランスフェラーゼ）といった酵素の検査で高値を確認したりして診断を確定し、さらに診断の質を高める冠動脈血管造影検査に進んでいきます。

冠動脈血管造影検査は手首や肘のところで拍動している動脈から細い管（カテーテル）を血管内に挿入し、大動脈の冠動脈分岐部にカテーテルの先端を挿入して、そのカテーテルから造影剤を注入してＸ線下で撮影する検査法です。検査を終了したあと、血管刺入部から血液が漏れでて内出血を起こさないように、しっかりと圧迫止血しなければなりません。

ぼくもこの検査を受けたことがあるのですが、冬の柳の木の枝のように、ヒョロヒョロした、か細く情けない血管でした。さらには確か回旋枝だったと思うのですが、完全閉塞していて、あとから現れてくるというありさまで、バイパスがあったから心筋梗塞にならなかったようです。

最近では三二〇列Ｘ線ＣＴによる冠動脈検査というおどろおどろしい名前の検査があります。造影剤を点滴しながら、通常のＣＴよりも巨大な装置のなかに入って撮影するというもので、これも経験したことがありますが、身体的な負担の少ない検査です。

心筋梗塞であることは問診と脈を診るといった少ない情報でも気づくことができますが、次の段階である治療に結びつけるには、冠動脈造影検査による質的診断が必要です。

治療学的概念

　心筋梗塞という診断が決まり、その質的診断まで明らかになると、自然とそれにふさわしい治療方法が決まります。治療方法は、大きく分けて、カテーテル法、バイパス手術、薬物治療の三つがあります。ぼくの場合は、冠動脈全体に狭窄がひどかったのでバイパス手術が選ばれました。急性心筋梗塞による緊急手術ではなかったので、ゴールデンウィーク前に血管造影を受けて、それに続く夏期休暇中に手術をしてもらい、後期の授業に間に合うという運びでした。カテーテル法は狭窄部が少ない場合に選択されます。カテーテルに仕込まれたバルーン（風船）を狭窄部で膨らませることで内腔を拡張させます。このとき内膜が傷つくと瘢痕のために再び狭窄することがあるので、「ステント」と呼ばれる金属でできた網状チューブをその部位に留置する方法を追加することが多い方法です。もうひとつは発作時の症状を抑える薬や血栓ができるのを予防する薬、血管を拡張させる薬を用いる薬物療法です。

　このように、心筋梗塞という診断名には、治療につながる治療的概念も含まれます。さらには、発作後の治療を経て回復したあとの心臓リハビリテーションという治療方法も含んでいます。

病因論的概念

では、なぜ冠動脈が閉塞したのかということも、心筋梗塞の予防ということを考えた場合には必要な知識です。答えは「たとえば動脈硬化症などで」というように、すでに書いてしまいました。

何がこの病気を起こしたのかということを説明するのが病理学の一領域である病因論です。病因は病気の原因ということです。心筋梗塞という病気の原因でいちばん多いのは動脈硬化症です。言葉から推測すると、動脈が硬くなる病気ということになりますが、硬くなる原因は危険因子と引き金となる因子があります。危険因子には、高血圧症・糖尿病・高脂血症（高コレステロール血症や高トリグリセリド血症などの脂質代謝異常）などの病気や喫煙・肥満・運動不足などの生活習慣があげられます。これらの因子は互いに関連し合うことの多い因子です。

こうした危険因子が悪く作用すると、動脈硬化が起こります。動脈硬化というのは、動脈壁が硬くなる状態を表す言葉です。硬くなる原因は動脈壁の内膜にコレステロールなどの脂質が沈着して動脈壁の組織になってしまうからです。その結果、血管の内腔が狭くなってしまいます。なかには粥腫（アテローム）というプラーク（隆起）もあり、これが破れると、そこを中心にして血栓が形成され、管腔を完全に閉塞してしまいます。これが心筋梗塞の最終的な原因と考えられています。

予防医学的概念

高血圧症・糖尿病・高脂血症などの病気や喫煙・肥満・運動不足などの生活習慣が心筋梗塞を引き起こす危険因子であるわけですから、心筋梗塞を予防するためにはこうした危険因子をコントロールすればよいわけです。これらの危険因子はそれぞれ互いに結びついています。運動不足や過食は肥満につながります。肥満は二型糖尿病と密接な関係にあります。また高血圧とも密接な関係にあります。高脂血症と糖尿病も密接な関係にあります。となると、ほどほどの食事と体重コントロールによって心筋梗塞の原因は予防できることになります。

病因論の結果として、心筋梗塞には予防医学的概念が含まれるのです。

このように、心筋梗塞と聞けば、その一言で、こうした概念がパッと頭のなかに広がるようになります。「診断」はその言葉で表された状態の端から端までズーッと思い浮かぶ医学的知識を含んでいるのです。

これを看護の学問に置き換えると、看護診断もこのような関係にある諸概念を含むことになります。看護診断を聞けば、その一言で、看護についてのこうした概念がパッと頭のなかに広がるようになるのです。

診断リストの作成

看護診断が収集したデータから導きだされると、優先順位にしたがって一覧表に記載します。医師が書く診療記録には医学診断のリストがあります。紙の記録のときは一枚の紙の表裏にレイアウトしていましたが、電子医療情報システムの場合は看護診断のリストは医学診断リストと併置されるようにレイアウトするとよいでしょう。そこを見れば、それぞれの職種が患者さんのどのような問題、すなわち診断に取り組んでいるか一目瞭然です。

さて、開発されてきた看護診断のそれぞれを説明することは、それだけで一冊の本になってしまうので（かつて、そういう本を書いたこともあります）、ここではやらないことにしましょう。

5　アウトカムの明確化

ザ・看護過程に戻ると、次は「計画立案」です（**図2**本書33ページ）。

計画を立案するときには、まず、「目標」を設定します。米国看護師協会の「看護実践基準」では、この段階を「アウトカムの明確化」と「計画立案」に分けています。

この米国看護師協会の「看護実践基準」ですが、最初に発表されたのは前述のとおり一九七三年のことでしたが、次に発表されたのは一九九一年のことでした。これの最大の目玉は「ザ・看護過程」を四段階から六段階にしたことです。もっとも、一九七三年版は「診断」を含んでいたので、一九九一年版でのアウトカムというのは、「成り行きが注目される物事の最終的な結果、結果として生じた事態、具体的な成果」のことをいいます。ですから、通常は「結果」や「成果」と訳します。何の結果かというと、看護を提供した結果です。ということは、アセスメントの最終段階を表現した看護診断に基づいて、それが解決された姿である「期待される結果」をあらかじめ設定しておこうということになります。看護を提供することによって期待される結果は、その意味で「目標」、すなわち「ゴール」ということになります。

その過程を基準3では「アウトカムの明確化」と名づけています。

基準3　アウトカムの明確化

看護師は、ヘルスケア消費者または状況に合わせて個別化された計画のための〈期待されるアウトカム〉を明らかにする。

実践能力

看護師は：

●〈期待されるアウトカム〉を明らかにするために、ヘルスケア消費者、多専門職間連携チーム、その他と協力する。
●アセスメントと診断から導きだされた文化的にセンシティブな〈期待されるアウトカム〉を設定する。
●健康リスク、健康利得、費用、そして/または状態の期待される軌跡を明らかにするために、臨床的な専門知識と最新のエビデンスに基づく実践を用いる。
●ヘルスケア消費者の文化観・価値観・倫理観を統合して〈期待されるアウトカム〉を設定するために、ヘルスケア消費者を協働する。
●〈期待されるアウトカム〉の達成のためのタイムフレームを設定する。
●ケアの調整を容易にする〈期待されるアウトカム〉を開発する。
●ヘルスケア消費者と状況の状態の評価に基づいて、〈期待されるアウトカム〉を修正する。
●〈期待されるアウトカム〉を測定可能な目標として記録する。
●実際のアウトカムを〈期待されるアウトカム〉、安全、そして質の基準との関連から評価する。

基準の1と2と比べて、基準3はそれほどむずかしくありません。看護を提供することによって患者さんにこんなふうになってほしいと目標をはっきりと明らかにして設定することですから。基準に書かれているのは、そのときの心構えであり、方法です。ただ、医師の仕事のように疾病（健康問題そのもの）の診断と治療をひたすら追求することが主たる目標の場合と違って、看護師の場合は取り扱う人間行動の範囲が広範多岐に及びます。したがって、そのアウトカムも複雑多岐になります。それはデータ収集の範囲からも自明のことです。

よいアウトカムと悪いアウトカム

そもそも、アウトカム、つまり、看護を提供したことによる結果や成果は二通り考えられるはずです。よい方向のアウトカムと悪い方向のアウトカムです。よい方向のアウトカムは、看護を提供することによって看護診断が解決される方向を示している状態です。悪い方向のアウトカムは、逆に、看護診断の状態が悪化する・停滞するというような状態です。しかし、よい方向のアウトカムさえ明確に設定しておけば、ヘルス－イルネス連続体上のもとの状態から、どちらの方向に、どの程度変化したかは簡単に知ることができます。

タイムフレーム

タイムフレームというのは「いつからいつまでに」という持ち時間のことです。看護の場合、スタートは「いますぐ」からというのが普通ですから、フィニッシュ、つまり「いつまでに」という期限を設定することになります。この期限はアウトカムを評価するときということになります。

RUMBAの法則

アウトカムを明確化するうえで大事なことは、その患者さんに個別化した、つまり、オーダーメイドしたアウトカムを設定するということです。個別化するときに気をつけるヒントとして、ぼくは日本医学教育学会のワークショップで「RUMBAの法則」というものを習いました。RUMBAというのはダンスのルンバではなく、それぞれを頭文字とする英語の単語です。

Real　リアルは現実的ということ。夢物語ではなく、現実的なアウトカムを明確にしようということです。

Understandable　アンダースタンダブルは理解可能ということ。理解不可能なアウトカムは想像できません。理解不可能だと共有することもできません。

Measurable　メジャラブルは測定可能ということ。もとの状態から期待されるアウトカムにどのくらい近づいたか測定できるということです。

Behavioral　ビヘイビオーラルは行動で示すことができるということ。たとえば、「……までに、……であることを理解する」というアウトカムを設定したとします。では、理解したかどうかはどうすればわかるでしょう。「理解できましたか？」と質問したところで、理解できたかどうかはわかりません。理解すればどのような行動ができるようになるか考える必要があります。たとえば、「……までに、……について説明できる」というように。

Achievable　アチーバブルは到達可能ということ。到達不可能なことをめざしても挫折しかありません。だから到達可能。しかも、タイムフレームはできるだけ短く設定します。すると、「オッ、できた」という達成感がわき起こり、やる気が増し、次のアウトカムに立ち向かうようになります。これを積み重ねることによって、最終的なアウトカムに到達するのです。

患者さんを主語とする

　RUMBAの法則で個別化するとして、もうひとつ大切なことは「患者さんを主語とする」ということです。ビヘイビオーラルのところで、「行動で示す」と書いたので当然のことです。期待されるアウトカムは、患者さんを主語とする患者さんの行動で示すということです。

ほかにも、「ヘルスケア消費者の文化観・価値観・倫理観」「安全」「質」といった言葉が入っていますが、これは後述する専門職看護実践のパフォーマンス基準で詳しくとりあげられているので、ここではパスします。

6

計画立案

「基準3：アウトカムの明確化」の次は「基準4：計画立案」です（**図2**本書33ページ）。中身をみてみましょう。

基準4　計画立案

看護師は、期待される測定可能なアウトカムを達成するための方法を指示する計画を立案する。

実践能力

看護師は：

- ヘルスケア消費者と多専門職間連携チームと協力して、個別化されたホリスティックなエビデンスに基づく計画を立案する。
- ヘルスケア消費者と多専門職間連携チームとともに、計画の優先順位づけを確立する。
- 正当な理由のない、または望ましくない治療（処置）、そして／またはヘルスケア消費者の苦痛を最小に抑えるための介入の責任のある適切な使用を主張する。
- ヘルスケア消費者のリスクのレベルと安全ニーズのアセスメントに基づいて、計画の要素に優先順位づけを行なう。
- 特定された診断・問題・論点のそれぞれに対処するための計画に、エビデンスに基づく方法を含める。
それらの方法には以下を含むかもしれないが、それに限定されるものではない。
・健康の増進と回復
・病い、外傷、そして病気の予防
・癒やしの促進
・苦痛の緩和
・支持的ケア
●段階と節目を説明する実施過程を組み込む。
●計画の必要経費と経済的な結果を特定する。
●最新の法律・規則・規制の順守、および基準を反映する計画を立案する。
●ヘルスケア消費者の反応と他のアウトカム指標の継続的なアセスメントに合わせて計画を修正する。
●標準化された用語、または一般に認められた専門用語を用いて計画を記録する。

ザ・看護過程の「計画立案」をふたつに分けて、その後半部分をまた「計画立案」と名づけるのは、ちょっと能がない気がします。看護には前から患者さん（ヘルスケア消費者）に提供する看護行為を表す言葉があります。それを使えばよいと思うのですが……。

ヒントはこの基準のなかに書かれています。それは「介入」という言葉です。

「介入」という言葉は英語でインターベンション。「介入」という言葉は「いらぬお節介」を思い出すので嫌だという意見をもつ人もいますが、語源を知ればそんな気持ちにはならないと思います。インターベンションはラテン語のインテルベニレ、すなわち「……のあいだに入る」という言葉に由来しています。看護師は病いと病む人とのあいだに入っていく職業です。なので、介入という言葉こそ、看護師にピッタリの言葉だと思います。なので、計画立案は「介入の選択」という言葉に置き換えられます。

この基準に抜け落ちているもの

この基準4を読んでいて、ひとつ抜け落ちていると思うことがあります。それは、その前の段階、すなわち「アウトカムの明確化」との関係を示す文章が実践能力のなかにはっきりと示されていないことです。基準の中身を示す文章には「期待される測定可能なアウトカムを達成するための方法を指示する計画を立案する」と書かれていますが、明確化したアウトカムと計画に盛り込まれる看護行動との関係は、はっきりとは示されていません。

そもそも、看護師はどれだけの介入の種類をもっているのでしょうか？

看護師の介入メニューを調査し分類した体系として有名なものは、日本では一般財団法人・医療情報システム開発センター（ＭＥＤＩＳ―ＤＣ）の「ＭＥＤＩＳ標準マスター」

のなかの「看護実践用語標準マスター（行為編・観察編）」があります。「MEDIS標準マスター」という名称や、この開発主体の名称からもわかるように、コンピュータを使った医療情報システムのなかで用いることを目標としているものです。これは日本における看護を反映して、かなりきめ細やかな名称づけを行なっています。たとえば、「日常生活ケア」の下位項目のひとつに「清潔ケア」があり、その下位に「入浴」「シャワー浴」「沐浴」「手浴」「足浴」「洗髪」「洗面」「清拭」「陰部洗浄」「坐浴」「口腔清拭」「歯磨き介助」「義歯洗浄」「義眼洗浄」「口蓋裂プレート洗浄」「含嗽」「歯磨き介助（吸引機使用）」「耳垢除去」「絶対除去」「粘膜ケア」「皮膚ケア」があります。この段階で、その下位には、それぞれの項目がどのような看護行為をするのかということが定義されています。

一方、米国のもので有名なのはアイオワ大学看護学部の「看護の分類と臨床的有効性のためのセンター」の「看護介入分類」です。「看護介入分類」はナーシング・インターベンションズ・クラシフィケーションのことで、頭文字をとってNIC（ニック）という愛称で呼ばれています。ここでは「基礎的看護介入」の下位領域である「セルフケア促進」の下位領域に「保清」「会陰ケア」「口腔衛生」「コンタクトレンズケア」「セルフケア援助：入浴／清潔」「ネイルケア」「フットケア」「耳のケア」「眼のケア」「毛髪頭皮ケア」といったものがあります。日本のものと比べて、少し大きなくくりになっているように思います。

看護師は、こんな感じで、たくさんの介入メニューをもっています。看護の学問は、体系立った介入メニューを用いて、期待されるアウトカムを特定すると、それを達成できる介入を選択します。このあたりの関係がこの基準ではすっ飛ばされているのが残念です。

介入に名前をつけることの意味

ここで、もう一度「名前をつけるということ」を振り返ってみたいと思います。診断のところで説明したことですが、その言葉だけで、世界が眼前に広がるということがあります。病理学的概念とか治療学的概念とか、さまざまなレベルの概念が多層的に眼前に広がる。そういうパワーが言葉にはあります。

アウトカムや介入に名前をつけると、診断を中心として互いに結びつき、その全体を裏打ちする理論によって、あるいはそれを裏打ちする理論を打ちたてます。そのことをここで確認しておきたいと思います。

7 実施

「実施」はインプリメンテーションの訳語です。ここでは、立案した計画をそのとおりに実行します（図2本書33ページ）。ここで重要なのは、立案した計画を「そのとおりに」実行するということです。それはなぜか？

患者さんが入院してきた場面を思い浮かべると理解しやすいでしょう。

患者さんが入院してくるとインタビューと体温測定や血圧測定などの簡単なフィジカル・アセスメントをします。これがデータ収集です。次に、知識と経験を総動員して、これらのデータの分析を行ないます。このデータ収集とデータ分析のプロセスが、仮説生成（これから？）と仮説検証（どれどれ？）の繰り返しで、一定の結論までらせん状に進行していくことは前に説明したとおりです。ここまでが「アセスメント」で、その結論を表現するのが「診断」です。そして、理論的にこの診断に結びつくアウトカムを設定し、介入を選択したものが計画立案で、一般的には看護計画と呼ばれています。余談ですが、もし入院を経験されるときにはこの看護計画を説明してもらうとよいと思います。そういう習慣がない看護師さんは嫌がるかもしれませんが（笑笑）。

ここまでが入院一日目です。

そして、ここまできて、さて次に移るという頃で問題が発生します。それはせっかく立案した看護計画なのに、実行されないままに放置されるということです。つまり、計画はあくまで計画するだけ、実施するのはアドリブ、ということです。

現象学的看護

ここで強く主張したいのは「アドリブじゃダメでしょ！」ということです。こういうことを言うと、「いや、〈いまここ〉の看護こそ大切なのだ」と反論する一派がいます。現象学的看護実践を主張する一派です。確かに……。現象学的看護実践は大切です。患者さんに寄り添って〈プレゼンス／共に在ること〉という看護介入があるくらいですから）、患者さんや家族・友人の話を聴き、聴いたことを受けいれるケアなどは、その典型だと思います。こういう看護が重要なケアであることは当然のことですが、ただ、いままで説明したこととはパラダイムが違うのでゴチャマゼにしてはダメです。

アドリブ看護はダメ

では、なぜアドリブ看護だけではダメなのか？　それは、ザ・看護過程が公表され、米国看護師協会によって「看護実践基準」にそれを組み入れたからです。ザ・看護過程は、ジョン・デューイの問題解決過程を看護に取り込んだもので、これは彼の『ハウ・ウィ・シンク（思考の方法）』をはじめとする小論集にまとめられた、普通の人が普通に物事を考えるときにとる思考方法を簡潔に説明したものです。一般的に「科学的な方法」と呼ばれている方法です。

ジョン・デューイは省察（リフレクション）の哲学者で、彼の問題解決過程の素晴らしいところは、問題を解決していくプロセスのなかに、省察としての評価（エバリュエーション）を含んでいることです。ところがアドリブ看護では、とっさに出てくるアドリブを生みだす能力が優れているかどうかしか省察のしようがありません。提供した看護を考えだしたプロセスがよかったかどうかは、計画立案したものをそのとおりに実施してこそ、省察が利いてくるのです。

では、ただがむしゃらに計画をそのとおりに実施すればよいのでしょうか？　そのあたりを、この基準はうまく説明しています。

基準5　実施

看護師は、特定された計画を実施する。

実践能力

看護師は…

- 計画を安全・効果的・効率的・タイムリー・患者中心・公平な方法で実施するために（米国医学アカデミー（二〇〇一年、旧・米国医学研究所））、ヘルスケア消費者のパートナーになる。
- ケアの連続体を通したコラボレーションとコミュニケーションを通して、計画の実施における多専門職間連携チームのパートナーを統合する。

●治療的関係を築くために、ケアリング行動を実施しながら説明する。
●ヘルスケア消費者に焦点を合わせ、生涯にわたる多様な集団のニーズに取り組み主張する、文化的に調和したホリスティックなケアを提供する。
●問題またはニーズに特有の、相互に特定された目標とアウトカムを達成するために、エビデンスに基づく介入と方法を用いる。
●看護実践とヘルスケア消費者のアウトカムを強化する、データと情報を収集・測定・記録・検索・傾向・分析する看護過程を実施するために、クリティカルシンキングとテクノロジーソリューションを統合する。
●ヘルスケア消費者の健康・安全・福利に照らし、ケアのための説明責任を維持しながら、州の看護実践法の規制・慣習・規定だけでなく、状況・人・指示またはコミュニケーション・監督・評価を考慮して委任する。
●特定された計画の実施と、変更、または省力を含むあらゆる修正を記録する。

それは、がむしゃらに実行に移すのではなく、安全に・効果的に・効率的に・タイムリーに・患者中心に・公平に実行に移すことを看護師に求めている、実践能力の最初の部分です。「安全・効果的・効率的・タイムリー・患者中心・公平な方法で実施する」は米国医学研究所（現・米国医学アカデミー）の六つの勧告によるものです。

・**安全**　safe：患者を援助することを意図したケアによって患者を傷つけることを避けること
・**効果的**　effective：利益を得るすべての人に対しては科学知識に基づいたサービスを提供し、利益を得そうにないすべての人に対してはサービスの提供を差し控えること
・**患者中心**　patient-centered：患者ひとりひとりの好み・ニーズ・価値観を尊重して、対応するケアを提供し、患者の価値観がすべての臨床的意思決定を導いていることを確実にすること
・**タイムリー**　timely：ケアを受ける／ケアを提供する双方にとって、待機やときには有害な遅滞を減弱すること
・**効率的**　efficient：器材・消耗品・アイデア・エネルギーの浪費など、無駄遣いを避けること
・**公平**　equitable：性別・民族的背景・地理的背景・社会経済的地位といった個人特性のせいで、質を変えることのないケアを提供すること

米国医学研究所はヘルスケアシステムの改善のために、いままでにいくつもの勧告を公表しています。たとえば、『HIVと血液供給：危機における意思決定の分析』（一九九八年刊）、『人は誰でも間違える：より安全な医療システムを目指して』（二〇〇〇年刊）、

『医療の質：谷間を越えて二十一世紀システムへ』（二〇〇二年刊）、『患者の安全を守る：医療・看護の労働環境の変革』（二〇〇六年刊）、『医療ＩＴと安全―よりよい医療をめざした安全なシステムの構築』（二〇一四年刊）（翻訳書はいずれも日本評論社より刊行）など。米国のヘルスケアシステムに向けての勧告なので、日本にあてはめるには当然のことながら読み替えが必要ですが、そこさえ間違えなければ耳を傾けるべき勧告だと思います。とくに一九九九年の勧告である『人は誰でも間違える：より安全な医療システムを目指して』は、日本の医療界にも大きな衝撃を与え、二〇〇二年に導入された医療保険への加算がインセンティブになって、いまあるように病院のなかに医療安全に関する部門が設置されるようになりました。

ところが、二〇〇一年の勧告『医療の質：谷間を越えて二十一世紀システムへ』はあまり日本には取りいれられていないように思います。立案された計画を実行に移すとき、毎日、安全か、効果的か、効率的か、タイムリーか、患者中心か、公平かと自問してから行動するのです。

ほかでは、多専門職間連携チームによる実施やケアリング行動を行ないながら説明することが強調されています。

8

評価

「評価」はエバリュエーションの訳語です。正しくアセスメントし、個別性のあるアウトカム（目標）を設定し、適切な介入を選択して計画を立案し、計画どおりに実施したあとの評価（**図2**本書33ページ）は看護を科学的なものとするキモです。

基準6　評価

看護師は、目標とアウトカムの達成に向けた進捗状況を評価する。

実践能力

看護師は：

- 計画のなかに指示された構造・プロセス・タイムライン（時間軸）との関連で、目標とアウトカムのホリスティックで、システマティックで、継続的で、判断基準に基づく評価を実施する。
- 評価プロセスにおいて、ヘルスケア消費者、およびケアまたは状況に関与する他者と協働する。
- ヘルスケア消費者やその他の利害関係者と協力して、計画に対する反応とアウトカムの達成との関連で、方法の患者中心性・効果性・効率性・安全性・タイムリー性・公平性（米国医学アカデミー〔二〇〇一年、旧・米国医学研究所）〕を明らかにする。その他の明らかにされた判断基準を用いる（例：「看護師のための質と安全の教育」)。

●診断・アウトカム・計画・実施方法を改善するために、継続中のアセスメントデータを用いる。

●連邦政府と州政府の規制にしたがって、評価データと結論をヘルスケア消費者と他の利害関係者と共有する。

●評価の結果を記録する。

評価は比較から生まれる

評価は比較から生まれます。では、何と何の比較か？　当然、介入前と介入後の比較でもよいのですが、それではどの程度計画したとおりに期待されるアウトカムに迫っているのかわかりません。それよりも期待されるアウトカムと介入後の状態を比較するほうがよいでしょう。

①期待されるアウトカムと介入後の状態がピッタリ一致している

期待したとおりの結果が得られたということです。ある意味、目的は達したのですが、残る問題は、このまま放置しておくと元の木阿弥になってしまうかもしれないということです。それを避けるためには、よくなった状態が維持されていることを確認するための日付と観察項目をあげておくことです。

②期待されるアウトカムの方向ではあるが、完全には一致していない

前述の①は実際にはあまりないことで、たいていの場合はこの②です。すなわち、期待どおりに変化しているけれども、期待されるアウトカムと一致してはまだいないということです。ここでやらなければならないことは、いまの介入でよいのか考え直し、もう少しよい方法があれば、計画を修正するとともに、次回の評価日を決めておくことです。

③介入前の状態のままでとどまっている

期待されるアウトカムといまの患者さんの状態とのあいだの距離がまったく縮まっていないという評価です。こういうことはめったにないことだと思います。というのも、これまで十分に検討してケアを進めてきたからです。この場合は、期待されるアウトカムの方向に向かう介入を選んできたつもりが、実は違った方向のケアを提供したということになります。こういう場合は、データ収集とデータ分析をもう一度一から行なって、介入計画を立案し直します。

④新しい状況になったために問題そのものが変化してしまった

期待されるアウトカムと介入後の状態との比較からわかる位置関係は①〜③の三つですが、もうひとつ、患者さんがいままでの患者さんとは違うようになってしまったという状況も考えられます。たとえば、糖尿病のコントロールのために入院している患者さんが、

脳血管発作を起こしてしまったというような状況を考えれば、理解していただけると思います。まったく違ってしまったわけですから、一からやり直しです。

さらに、看護師の実践能力のなかに、患者さんとともに評価するということがあがっています。これはヘルスケア消費者の参画という一貫した姿勢のもとでは当然のことでしょう。二〇〇一年の米国医学研究所の勧告にしたがって、患者中心性・効果性・効率性・安全性・タイムリー性・公平性を評価するというのも徹底しています。

9

専門的遂行基準

基準1〜6は、「ザ・看護過程」という名前で知られているクリティカルシンキングのモデルによって示される、看護師の仕事のやり方のレベルを示す思考行動システムで、図のコアの部分として示されています（**図2**本書33ページ）。それに加えて、**図**のいちばん外側には「専門的遂行基準（基準7〜17）」と書かれた輪があります。これは、看護師の教育や地位にふさわしい専門職としての役割の遂行の基準を表しています。具体的には、倫理、文化的に調和した実践、コミュニケーション、コラボレーション（協働）、リーダーシップ、教育、エビデンスに基づく実践と研究、実践の質、専門的実践の評価、リソースの活用、環境的健康といったもので、基準6に引き続く連番で示されています。

簡単に紹介します。

基準7　倫理

看護師は、倫理的に実践する。

実践能力

看護師は‥

- 看護実践を導き、看護の道徳的基盤を明確に示すために、「看護師のための倫理綱領（説明付き）」（米国看護師協会、二〇一五年）を統合する。
- すべての人に本来備わっている尊厳・価値・独自の属性に対して、思いやりと尊敬をもって実践する。
- 情報に基づく意思決定と自己決定に対するヘルスケア消費者の権利を擁護する。
- 個人の権利が公衆衛生ガイドラインと食い違う状況でのガイダンスを探し求める。
- 設定の場や状況に関係なく、主なかかわりがヘルスケア消費者に向けられているという理解を認める。
- 治療的関係と専門的接点を維持する。
- ヘルスケア消費者とその他の人たちの権利・健康・安全を擁護する。
- 倫理的、法的、そして規制上の指標の範囲内で、ヘルスケア消費者、その他の人たち、そしてそれらの人たちのデータと情報のプライバシーと守秘義務を守る。
- 看護実践に対する専門的な説明責任と責務を明示する。
- 継続的な個人的啓発と専門的啓発を通して実践能力を維持する。
- 自己省察とセルフケアへの専心を明示する。
- 安全で質の高いヘルスケアにつながる倫理的な環境の確立と維持を提案する。
- 学術的な探究、専門的な基準の開発、方針の作成を通して、この専門職を進歩させる。
- 人権を保護し、健康手腕を促進し、文化的な感受性と調和を強化し、健康格差を減弱するために、他のヘルスケア専門職や一般市民と協働する。

●個人的な完全さとこの職業の誠実さを維持するために、看護の価値観を明確にする。
●社会正義の原則を看護と方針に統合する。

基準7では〈倫理〉がとりあげられています。看護師は倫理的に実践しなければならないということです。そのためには倫理的な実践がどのようなものであるかということを理解して、実行可能な状態でなければなりません。ここにはそのための実践能力が列挙されています。

基本的には患者さんの人権を擁護・尊重するケアを提供するということでしょうか。ヘルスケアの場だけにとどまらず、社会正義に対する見識も必要です。

基準8　文化的に調和した実践

看護師は、文化的多様性と包含の原理とを調和する方法で実践する。

実践能力

看護師は：

●すべてのヘルスケア消費者との行動と相互作用における尊敬・公平・共感を明示

する。

- 多様なヘルスケア消費者の文化的な嗜好・世界観・選択・意思決定プロセスを理解するために、生涯学習に参加する。
- 自分自身の価値観・信念・生まれながらにしてもつ文化的な伝統の目録を作成する。
- すべての看護実践活動に、健康信念・実践・コミュニケーションパターンにおける変化についての知識を適用する。
- ヘルスケア消費者のアカルチュアレーション（文化変容）の段階と、それに伴うニーズと関与のパターンを明らかにする。
- 脆弱な文化集団のなかでの、そしてあいだでの実践に対する差別と抑圧の効果と影響を考慮する。
- サービスを受ける人たちの文化・リテラシー・言葉に対して適切に精査されたスキルとツールを用いる。
- ヘルスケア消費者の好みに応じて、医療通訳者や翻訳者を用いることなど、適切な言葉や行動でコミュニケーションをとる。
- 相互作用・用語・内容の文化に固有の意味を明らかにする。
- 年齢・伝統・信念・家族への影響・文化変容の段階に基づくヘルスケア消費者の

意思決定を尊重する。

●文化的に多様で、行政サービスが十分でない、または十分に代表されていないヘルスケア消費者のあいだで、健康を促進し、傷害を予防する政策を擁護する。

●行政サービス・検査・介入・健康促進プログラム・研究への登録・教育・その他の機会への平等なアクセスを促進する。

●ヘルスケア消費者、家族、グループ、コミュニティ、そして対象集団の文化的な類似点と相違点について、同僚看護師やその他の専門職を教育する。

アカルチュアレーション

基準8は〈文化〉です。文化の多様性を尊重し、すべてに対応するケアを提供するというものです。患者さんその人の文化的背景にあったケアを提供すると言うことは簡単なようですが、毎日の実践のなかで患者さんに固有の文化的背景に気づかなければならないので、とてもむずかしいことだと思います。

この基準には聞き慣れない〈アカルチュアレーション〉という言葉が出てきます。文化変容と日本語に訳されています。意味は、異文化に接触したために、両方か、どちらか一方の文化的様式が変化してしまうことをいいます。アカルチュアレーションには、自分の文化的アイデンティティを保持しながら支配的文化に参加するモザイク的な〈統合〉、自分の文化的アイデンティティを捨てて支配的文化に吸収される〈同化〉、支配的文化のなかでも自分の文化的アイデンティティを保持する〈分離〉または〈差別〉、支配的文化との接触を欠いている〈失文化〉または〈周縁化〉の四つがあります。もとは人類学からきた概念のようですが、最近ではM&Aのような企業合併のあとの、それぞれの企業の文化的衝突などでも使われているようです。テレビドラマの「半沢直樹」を観ていると企業内でも派閥という文化の衝突があるようです。

さて、患者になるとき、医療文化や病院文化という異文化に接触、または衝突することになります。ぼくも患者体験がありますが、看護師や医師などに代表される医療文化は強烈です。患者は医療文化の圧倒的な圧力に対抗できず、巻き込まれざるを得ません。もっとも、医師も医科学や保険制度という文化に圧倒されているのかもしれません。看護師についてはたぶんもっと複雑な歴史的構造から考えるべきだという印象で、それについては後述したいと思います。

患者の個別文化に気配りしたケア

したがって、ひとりひとりの患者さんの文化に気配りをしたケアを提供する例は少ないと思います。しかし、思わぬところで文化に気づくことがあります。たとえば、経腸栄養剤を飲みやすくするために、バニラ・エッセンスやチョコレート味など、さまざまな臭いや味つけをしますが、それでもうまくいかない高齢の女性がいました。その方のライフ・ヒストリーを聴いてみると、長いあいだ茶道の師範をされていたことがわかりました。そこで栄養剤のなかに抹茶を入れてみると、彼女は「うまい」と言って飲んでくれたそうです。

実習のときに学生さんが「まっすぐに」という患者さんの口癖の意味がわからないと感想を言っていたのですが、ライフ・ヒストリーのなかで患者さんが長いあいだ新しく道路をつくる工事の現場監督をしていたことがわかったのです。道路をまっすぐにということだったのです。このことをきっかけに、高齢のために理解しにくかった患者さんの発話内容にアプローチしやすくなったようです。

この例は患者さんのライフ・ヒストリーに注目することで活路を得たのですが、患者さんの文化に対するアプローチとしては強力だと思います。

文化をとりあげるのは米国固有の文化なのか

ここでは医療者の文化と患者の文化を対立的にとらえたり、患者の文化へのアプローチとしてのライフ・ヒストリーの有用性をとりあげたりしました。しかし、文化をとりあげるきっかけとなった看護実践基準は米国の風土を反映したものです。米国は多民族国家であり、多宗教国家であり、また、多言語国家です。そのため、多文化国家ともいえます。

だから、その場その場で支配文化が異なり、ヘルスケアの場も多文化で構成されていることになります。そのなかで患者中心主義を貫くためには文化にセンシティブでなければならないという事情があるのでしょう。

他方、日本には単一民族幻想があり、単一言語幻想があります。だから、日本語を用いない人を（東京のような大都会を例外として）排除する文化があります。英語はまだましですが、それ以外の言語を話す人はとても馴染みにくい国だと思います。ヘルスケアの場でも同じだと思います。日本語を話す人でも、その人固有の文化があります。結局のところ、あらゆる人の文化にセンシティブなケアを提供しなければならないのです。

基準9　コミュニケーション

看護師は、実践のすべての領域で効果的にコミュニケーションをとる。

実践能力

看護師は：

- 自分自身のコミュニケーション能力とその有効性をアセスメントする。
- コミュニケーションをとる際に、文化的共感を示す。
- 多専門職間連携チームおよびその他の人たちに情報を提供するために、ヘルスケア消費者のコミュニケーション能力・健康リテラシー・リソース・嗜好をアセスメントする。

- 効果的なコミュニケーションを確保するために、言語翻訳リソースを用いる。
- 視覚・発話・言語・コミュニケーションに問題を抱えているヘルスケア消費者と効果的にコミュニケーションをとるために、適切な代替方法を取りいれる。
- ケアリング・尊敬・ディープリスニング・真正性・信頼を示すコミュニケーションスタイルと方法を用いる。
- 正確な情報を伝える。
- ケアの提供における安全な移行と継続性を促進するために、多専門職間連携チームやその他の人たちとのコミュニケーションを維持する。
- 他者との相互作用や多専門職間連携チームとの話し合いにおいて、看護の視点を提供する。
- ヘルスケア消費者にとって最善の興味であるように看護師が思うとき、ケアのプロセスと決定を公開する。
- ケアまたは実践環境における潜在または実在する危険と過失に関連する心配を適切なレベルに開示する。
- コミュニケーションスキルの継続的な向上を示す。

基準9は〈コミュニケーション〉です。看護教育ではコミュニケーションの方法が教えられています。その技法を実践のすべての領域で効果的に用いて、患者さんと深い交流をするようにします。〈魂の交流〉という言葉があって、憧れますが、そこまで深い交流を患者さんも看護師も望んでいないと思います。それでも、コミュニケートという言葉が本来もっている〈知らせる〉〈伝える〉〈共有する〉を超えた、〈共感を伴う理解し合う関係性〉を構築することを期待してしまいます。

コミュニケーションについてはインタビューのところでかなり詳しくとりあげました。ここでも、〈多専門職間連携チーム〉や〈ディープリスニング〉といった、少し説明を加えなければならない言葉が使われています。

多専門職間連携チームというのは、インタープロフェッショナル・チームのことで、患者さんを多くの職種が協力してケアする体制を指します。こうした体制をスムーズに移行するために、インタープロフェッショナル・エデュケーション（IPE、多専門職間連携教育）を行なっている大学が日本にもありますが、まだまだ課題は大きいようです。ディープリスニングは、聴覚以外の感覚を遮断して聴く技術のことで、集中した聴覚による聴きとりを可能にします。

基準10　コラボレーション

看護師は、看護実践を行なううえで、ヘルスケア消費者およびその他の重要な利害関係者と協働する。

実践能力

看護師は：

- 他の専門職や重要な利害関係者の専門知識と貢献の領域を特定する。
- チーム内での看護師の役割と責任を明確に説明する。
- 期待されるアウトカムの達成を適正化するために、チームのすべてのメンバーの独自で補完的な能力を用いる。
- 変化を主張し、変化をもたらすために、ヘルスケア消費者と重要な利害関係者と協力し、前向きなアウトカムと質の高いケアを導く。
- 話し合いとチーム機能を促進するために、尊厳・尊重・プライバシー・機密性を保護する方法で、情報システムやテクノロジーなどの適切なツールと技術を用いる。
- コンセンサス構築とコンフリクト・マネジメントを通して関与を促進する。
- 効果的なグループダイナミクスとチームの遂行を強化する方法を用いる。
- 他の人と相互作用し、フィードバックをやりとりするとき、尊厳と尊重を示す。
- 包括的な計画を作成・実施・評価するために、すべての利害関係者と協力する。

基準10はコラボレーション。最近は〈協働〉と訳すことが多いようです。内容は多様な人たちが共同作業を行なうことです。コラボレーションを成り立たせるためには、協働する各種専門職の仕事の範囲を明確にし、その責任をまっとうすることが重要です。そして、仕事に関するコンセンサスが構築できるようにつとめ、同意点が見つからず対立点（コンフリクト）が深まるようであれば、それらを管理することが勧められます。

管理するということを考えると、うっかりするとパワハラやセクハラにつながりかねないという気がしますが、実業界で用いられているコンフリクト・マネジメントはそうした点もしっかりと考えていると信じたいものです。

基準11　リーダーシップ

看護師は、専門的実践の場と専門職のなかでリーダーシップを発揮する。

実践能力

看護師は‥

- 尊敬・信頼・尊厳を支持し、維持する環境の確立に貢献する。
- 個人的、そして専門職の計画・目標・先見性を達成するために、実践と役割遂行における革新を促進する。
- 変化を管理し、葛藤に対処するために、コミュニケーションをとる。

- 安全で質の高いヘルスケアを強化するために、同僚たちに看護実践と専門職の進歩のための指導・助言を行なう。
- 委任された看護ケアに対する説明責任を保持する。
- 職能団体への参加を通して、この職業の進化に貢献する。
- 健康を増進するための政策に影響を与える。

基準11は〈リーダーシップ〉です。リーダーシップは社会心理学のなかでは中心的な概念で、古代ギリシャ・エジプト・中国文化にもリーダーシップに関する記述があるそうです。〈指導力〉または〈指導性〉、〈統率力〉または〈統率性〉と訳されることもありますが、学術用語として定訳はなく、定義も明確ではないようです。看護では、リーダーとしての資質を高めることを目的として教育システムやキャリアアップ・システムを確立することを題材としています。

これに対するぼくの見方は懐疑的です（最近は以前より悲観主義に陥っています）。結局のところ、学位や資格に連動する給与システムや、同じことかもしれませんが、職位システム、雇用システムが必要となります。ぼくのいままでの経験では、専門学校からの編入や大学院修学の期間が給料に反映されず、その期間分据え置きになっている卒業生や修了生が少なくありません。

それでも、能力としてのリーダーシップは重要です。リーダーシップという言葉に含まれる概念の問題にもなりますが、看護師の仕事のなかに、個人的、そして専門職の計画・目標・先見性を達成することや、変化を管理し、葛藤に対処すること、安全で質の高いヘルスケアを強化すること、委任された看護ケアに対する説明責任を保持することは、ひとりの看護師としてもたなければならないものだと思います。

基準12　教育

看護師は、最新の看護実践を反映し、未来的思考を促進する知識と実践能力を追求する。

実践能力

看護師は：

- 看護知識と看護師が想定するさまざまな役割に基づいて学習ニーズを特定する。
- 看護と多専門職間連携の知識ベース、および専門的なトピックスに関連する継続的な教育活動に参加する。
- 社会の文化への適応、方向づけ、そして情動的サポートを確実にする目的で、自分たちを体験するのがはじめてである看護師を指導・助言する。
- 自己反省、および学習と個人的成長のための探求を通して、生涯学習への専心を示す。

●臨床実践、または役割遂行における知識・スキル・能力・態度・判断を維持し、向上させるために、最新の実践を反映する。
●役割・対象集団・専門性・場・グローバルまたはローカルな健康状況に関連する知識とスキルを習得する。
●教育と知識の応用としての看護実践における問題に取り組むために、公式のコンサルテーションと非公式の検討に参加する。
●ヘルスケア消費者と家族のニーズに基づく教育の提供のために必要とされる修正または調整を特定する。
●教育的な知見・経験・アイデアを同僚たちと共有する。
●ロールモデル、励まし、最適なケア提供に関連する患者情報の共有によって、自分の役割を体験するのがはじめてである看護師のアカルチュアレーション（文化変容）をサポートする。
●ヘルスケア専門職の継続教育を支援する職場環境を推進する。
●個人の実践能力と生涯学習のエビデンスを提供する専門ポートフォリオを維持する。

基準12は教育、エデュケーションです。〈教育〉という表題はあまり感心しません。むしろ〈学習〉、または〈学習／教育〉のほうが適切だと思います。自分の生涯学習への専心と、後進の看護師に対する指導・助言への参加、そして教育テクニックを利用した患者家族への指導を含んでいます。

最後のほうに出てくる〈ポートフォリオ〉は、〈紙ばさみ〉という文房具から派生し、社会構成主義に基づく教育技法として用いられています。学習・スキル・実績を実証するために成果や作品を組織化／構造化してまとめた収集物のことをいいます。これを示せば自分の実績が提示できるので、教育や管理のうえで役立てようとするものです。ポートフォリオを作成するプロセスと、それに基づく継続的なリフレクション（省察）を強調しています。

基準13　エビデンスに基づく実践と研究

看護師は、エビデンスと研究知見を実践に統合する。

実践能力

看護師は：

- ヘルスケアの場と実践に関連する研究とその応用の価値を明確にする。
- 看護研究によって答えられるヘルスケアの場と実践における疑問を特定する。
- 実践を導くために、研究知見など最新のエビデンスに基づく知識を用いる。

●看護実践の変更をはじめるとき、エビデンスを組み込む。
●研究を通して、エビデンスに基づく実践の構築に参加する。
●実践とヘルスケアの場における研究の倫理原則を推進する。
●実践とヘルスケアの場における最適の適用のための看護研究を評価する。
●知識を看護実践に組み込むために、査読された研究知見を同僚たちと共有する。

基準13はEBP、〈エビデンスに基づく実践〉です。医学畑では〈根拠に基づく医療、エビデンス・ベイスド・メディシン、EBM〉です。疫学の手法を用いて、ひとりひとりの患者の問題を解決する臨床疫学という分野を打ちたてたのが、カナダのマクマスター大学のデイヴィッド・サケットです。その臨床疫学を指導するために同大学のゴードン・ガイヤットが整理し名づけた手法がEBMです。臨床疫学（クリニカル・エピデミオロジー）という学問の名称はあまり注目されなかったのですが、EBMと名乗ることによって世界的な広がりを獲得しました。

そして、EBMを看護分野に応用したのがEBPで、簡単にいうと、問題を定式化し、そのエビデンスとなる研究論文を収集し、それらの論文を批判的に吟味し（ここで疫学の手法が用いられます）、吟味した結果を患者に応用し、その結果を評価するという循環プロセスです。したがって、EBPは最新の研究論文と密接な関係にあります。

しかし、日本でも医学に近い看護領域でＥＢＰが用いられているようですが、一般的に看護ではあまり広く普及していないようです。

基準14　実践の質

看護師は、質の高い看護実践に貢献する。

実践能力

看護師は…

- ●看護実践が安全・効果的・効率的・タイムリー・患者中心・公平であることを確実にする〔米国医学アカデミー（旧・米国医学研究所、一九九九、二〇〇一）〕。
- ●ヘルスケアの安全性・有効性・効率性・公平性・タイムリーさ・患者中心主義を改善するうえでの障壁と好機を特定する。
- ●看護の質を改善するための方法を推奨する。
- ●看護ケアを強化するために、創造性と革新性を用いる。
- ●質改善運動に参加する。
- ●看護実践の質をモニターするためのデータを収集する。
- ●ヘルスケアの効率を改善するための取り組みに貢献する。
- ●ヘルスケアの質を改善するための方針・手順・ガイドラインの批判的なレ

ビュー、そして／または評価を提供する。

●公式または非公式の査読プロセスに従事する。

●質改善計画と介入を実施するために、多専門職間連携チームと協働する。

●質とパフォーマンスの改善運動をサポートする方法で看護実践を記録する。

●可能な場合、専門的な資格を取得する。

基準14は〈実践の質〉です。聖路加国際大学の中山和広さんのホームページ「ヘルスリテラシー：健康を決める力」の用語集において、中山さんは〈医療の質〉について次のように書いています。

――一九八〇年にアメリカのアベディス・ドナベディアンによって整理されたものが有名である。ドナベディアンは、医療の質は「構造（ストラクチャー）」「過程（プロセス）」「結果（アウトカム）」という三つの側面から評価できるとした。構造的側面とはモノや人の配置などの物的あるいは人的資源の側面、過程的側面とは医療従事者の態度や行動の側面、結果的側面とは治療や看護の結果としての患者の健康状態やクオリティ・オブ・ライフ（生存／生活／人生の質）の側面である。

https://www.healthliteracy.jp/yougo/agyo/iryonoshistu.html

ドナベディアンは一九八〇年に『医療の質の定義と評価方法』（邦訳：東尚弘、認定NPO法人健康医療評価研究機構、二〇〇七年）を出版しています。ドナベディアンの〈構造〉〈プロセス〉〈アウトカム〉という三つの評価の視点は看護管理学においては以前から有名でした。

日本の医療界全体で〈質の高い実践〉という概念に注目したのは、たぶん一九九九年と二〇〇一年の米国医学研究所の報告書（『人は誰でも間違える：より安全な医療システムを目指して』と『医療の質―谷間を越えて二十一世紀システムへ』）あたりからではないでしょうか。

看護の場合、ミクロ的には、ザ・看護過程を軸にした省察的看護実践が看護ケアの質を決定づけるわけです。マクロ的には、米国医学研究所の二〇〇四年の報告書（『患者の安全を守る：医療・看護の労働環境の変革』）が示すように、患者の安全を守るためにすることは、看護マンパワーの増強であり、女性差別を受け継ぐ看護師の給与体系の平準化が看護ケアの質を決定づけると思います。

さらに、看護だけにとどまらず、新型コロナウイルス騒動があぶり出したように、日本の医療界の脆弱な構造や仕組みにも質改善プログラムの眼を向けなければならないでしょう。

基準15　専門的実践の評価

看護師は、自分自身と他の人たちの看護実践を評価する。

実践能力

看護師は：

- 定期的に看護実践の自己リフレクション（省察）と自己評価に従事し、専門分野の成長が有益である領域だけでなく、得意とする領域を特定する。
- 『看護：実践の範囲と基準 Nursing：Scope and Standards of Practice』と『看護師のための倫理綱領（説明付き）Code of Ethics for Nurses with Interpretive Statements』で具体化されているような専門的な実践に関するガイダンスに従う。
- 看護実践が免許・関連法令・規則・規制に関連する規制要件に一致していることを確実にする。
- 専門的な実践を導くために、組織の方針と手順を用いる。
- 根拠に基づく多専門職間連携実践を推進するための組織の方針と手順に影響を与える。
- 公式および非公式の評価プロセスの一部として、実践の意思決定と行動のためのエビデンスを提供する。

●ヘルスケア消費者・同僚・仲間・監督者などから、自分自身の実践に関する公式および非公式なフィードバックを求める。
●同僚やその他の人に、その実践または役割遂行に関する公式および非公式な建設的フィードバックを提供する。
●評価プロセス中に特定された目標を達成するための行動を起こす。

基準15は〈専門的実践の評価〉。この評価はリフレクションを指し、ドナルド・A・ショーンの『ザ・リフレクティブ・プラクティショナー（直訳：省察的な実践者）』という本が有名です。邦訳書は二種類あり、『専門家の知恵：反省的実践家は行為しながら考える』（ゆみる出版、二〇〇一年）が先に発刊されましたが、抄訳であるうえにわかりづらい翻訳です。全訳は『省察的実践とは何か：プロフェッショナルの行為と思考』（鳳書房、二〇〇七年）のほうです。未読ですが『省察的実践者の教育：プロフェッショナル・スクールの実践と理論』（鳳書房、二〇一七年）という続編もあります。

専門職として機能する実践家は、質の高い実践を提供するために、実践と省察を行き来するという省察的態度を身につけているというものです。当たり前といえば当たり前のことですが、自分が提供している実践に満足してしまっている人は進歩しないでしょう。プロセスの省察の視点として、この看護実践の基準や看護師のための倫理綱領をあげています。さらに自己評価だけでなく他者評価も薦めています。

基準16　リソースの活用

看護師は、安全で、効果的で、財政的に責任のあるエビデンスに基づく看護サービスを計画・提供・維持するために、適切なリソース（資源）を用いる。

実践能力

看護師は：

- 期待されるアウトカムを達成するために、ヘルスケア消費者のケアニーズと利用可能なリソースをアセスメントする。
- ケアに関する意思決定において、ヘルスケア消費者が費用・リスク・利益を計算するのを助ける。
- ヘルスケア連続体を通してのニーズに取り組むために、適切なサービスを明らかにし、手に入れるうえでヘルスケア消費者を援助する。
- 適用可能な法的および政策的な指標にしたがって委任する。
- 危害の可能性、課題の複雑さ、そして期待されるアウトカムに対するリソースの割りあての影響を特定する。
- 看護実践を支持し、強化するリソースを主張する。

●ヘルスケア消費者とケア提供者とのあいだの肯定的な相互作用を促進するために、テレヘルスとモバイルヘルスのテクノロジーを実践に統合する。
●多専門職間連携計画を実施するために、組織およびコミュニティのリソースを用いる。
●差別的なヘルスケア実践とリソース配分への影響に取り組む。

基準16は〈リソースの活用〉です。ここでいうリソース（資源）とは何か？　医療・福祉・社会資源でしょう。人的資源、社会的資源、経済的資源というくくりも適切だと思います。その視点は、患者／家族／病院組織／コミュニティ、テレヘルスやモバイルテクノロジーに及びます。

基準17　環境的健康

看護師は、環境的に安全で健康によい方法で実践する。

実践能力

看護師は：

●安全で健康によい職場と専門的実践環境を推進する。
●実践において環境的な健康の概念を用いる。

●リスク因子を特定するために環境をアセスメントする。
●自己・同僚・ヘルスケア消費者に対する環境的な健康リスクを軽減する。
●環境的な健康リスクとその軽減方法を受けることに関する情報を提供する。
●ヘルスケアにおける製品の安全で賢明で適切な使用と廃棄を主張する。
●安全な実践環境を推進するためのテクノロジーを取りいれる。
●環境への脅威を減弱するためのエビデンスに基づく実践に合致する製品または対処法を用いる。
●健康によいコミュニティと実践環境を推進するための方法を開発することに参加する。

基準17は〈環境的健康〉。安全で健康によい職場環境と実践環境を追求することです。看護とは何かを探究する看護理論の歴史をたどると、最初にくるのはフローレンス・ナイチンゲールです。ナイチンゲールのことは〈看護の定義〉のところで詳しく触れました。「看護とは、誰かの健康に責任を負うことであり（中略）、また看護が行なわなければならないことは、自然が患者に働きかけるのに最もよい状態に患者を置くことである」「看護は、新鮮な空気、太陽の光、暖かさ、清潔さ、静けさ、そして食事の適切な選択と供給――患者にとって生命力の消耗が最小になるように――すべてを適切に用いることであるという意味を持つべきである」というふたつの文章を『看護覚え書』から紹介しました。どちらも看護が環境と深い関係にあることを示しています。

健康で安全な環境を求めて、それにふさわしいテクノロジーを採用したり、環境への脅威を減弱するためのエビデンスに基づいた実践を行なうことを謳っています。

看護教育のカリキュラム

米国看護師協会の専門的パフォーマンス基準には看護実践の背景となる考えや学問が並んでいて、一般の方からすると「看護師さんはこんなことまで自分たちの実践に反映しているのか」と感嘆されると思います。基準は働き方を示すものですが、そこに看護活動に必要とされることをどう盛り込むかという点について、うまく工夫されていると思います。

こうした内容は、看護師としての教養と専門的知識を示しています。そして、こうした内容は、看護師養成課程のカリキュラムのなかで、一般教養としてや、専門基礎課程、専門課程のなかで教授される内容なのです。

10　看護師の身分

看護師の資格

看護師の身分について、少し法的な背景を含めて考えてみたいと思います。そもそも歴史的には、一八九九（明治三十二）年の「産婆規則（のちに助産婦規則）」、一九一五（大正四）年の「看護婦規則」、一九四一（昭和十六）年の「保健婦規則」によって看護師関連職種の資格がそれぞれつくられていったようです。それが一九四八（昭和二十三）年に統合されて「保健師助産師看護師法」になりました（なお、資格の名称に含まれる「婦」が「師」になったのは二〇〇二年三月からです）。

しかし、それぞれの資格は旧規則を引き継いで、それぞれの国家試験に合格すればそれぞれの免許が得られるシステムになっていました。そのため、看護師国家試験に不合格になっても、その数日後に行なわれる保健師国家試験を受験することができ、これに合格できれば看護師の国家資格を持たずに保健師の国家資格を得ることができてしまうという不都合が出てきたので、二〇〇六（平成十八）年に法律が改正され、翌年の国家試験から看護師資格を持たなければ保健師国家試験や助産師国家試験に合格しても免許が取得できなくなりました。つまり、看護師関連職種の資格の基盤は看護師であることがやっと明らかになったのです。

このように看護師の資格については「?」の部分があります。「保健師助産師看護師法」（以下、保助看法）を読み込んでいきましょう。

看護師とは

看護師という職業については、保助看法の第一章〈総則〉として、第五条に定義されています。

第五条　この法律において「看護師」とは、厚生労働大臣の免許を受けて、傷病者若しくはじよく婦に対する療養上の世話又は診療の補助を行うことを業とする者をいう。

さすがぼくと同い年の法律なので、〈傷病者〉〈若しくは〉〈じよく婦〉〈業〉のような、いまでは不思議な表現があります。

〈傷病者〉は、外傷を負った、あるいは病いを得た人という意味で、漢字それぞれの意味から想像できます。傷病という言葉は中国の古典に載っているようですが、英語ではザ・シック・アンド・ウンデッドという言葉があるようで、傷病兵や傷病者を指します。

明鏡国語辞典で〈若しくは〉は接続詞で、「前の事柄と後ろの事柄のいずれか」と説明されています。そして語法は「法令で『または』とともに使うときは、大きな選択に『又は』、小さな選択に『若しくは』を使う。『A若しくはB、又はC若しくはD』『A又はB若しくはC』であり、表記は「法令では漢字で書くが、一般にはかな書きも多い」ということのようです。ということは「若しくは」という表現は法律では普通のようです。

〈じょく婦〉は、本来、漢字で「褥婦」と書きます。妊婦・産婦・褥婦というようにお産連続体の時期に応じて名称が変化するなかで、最後のものです。〈褥〉は、ふとんやざぶとんのように、座ったり寝たりするときに下に敷くもののことで、〈褥婦〉は産後のリカバリーのためにふとんやベッドに横たわる女性のことを指します。公的な定義としては、一九四九（昭和二十四）年六月九日づけの三重県衛生部長にあてた厚生省医務局長の回答で「妊婦とは妊娠期間中の婦人を云うのであるが、妊娠当初においては、平常時の婦人と外見上変化がないので、一般的にいって妊娠したものとの徴候があらわれてから分娩開始までの期間における婦人をいう。産婦とは、分娩徴候があらわれてから後産が完了するまで、即ち分娩が完全に終る迄の期間における婦人をいう。じょく婦とは、分娩終了後母体が正常に回復するまでの期間（凡そ六週間）における婦人をいう」と書かれています。

〈業《なりわい》〉は「生活のためにする仕事」「毎日義務として一定量こなさなければならない仕事」「しごと、くらしの手だて、なりわい、つとめ」と説明されます。

ということで、〈看護師〉とは、厚生労働大臣名で発行される免許を保有し、外傷を負った、あるいは病いを得た人、もしくは分娩終了後母体が正常に回復するまでの期間にある女性に対して、療養上の世話または診療の補助を行なうことを生活のための仕事とする人のことということになります。

謎の第四条

第五条は看護師を定義するものであったのですが、その前に、第二条には保健師、第三条には助産師が定義されています。さらに、第四条は〈削除〉と書かれています。これは不思議です。第四条には看護師が来ると思うのですが……。

では、そもそも一九四八（昭和二十三）年の制定当初の保助看法ではどう書かれていたのでしょう？

> 第二条　この法律において、「保健婦」とは、厚生大臣の免許を受けて、保健婦の名称を用いて、保健指導に従事することを業とする女子をいう。
> 第三条　この法律において、「助産婦」とは、厚生大臣の免許を受けて、助産又は妊婦、じよく婦若しくは新生児の保健指導をなすことを業とする女子をいう。
> 第四条　看護婦は、甲種看護婦及び乙種看護婦とする。
> 第五条　この法律において「甲種看護婦」とは、厚生大臣の免許を受けて、傷病者若しくはじよく婦に対する療養上の世話又は診療の補助をなすことを業とする女子をいう。
> 第六条　この法律において、「乙種看護婦」とは、都道府県知事の免許を受けて、医師、歯科医師又は甲種看護婦の指示を受けて、前条に規定すること（急性且つ重症の

傷病者又はじよく婦に対する療養上の世話を除く。）をなすことを業とする女子をいう。

削除される前の第四条は「看護婦は、甲種看護婦及び乙種看護婦とする」でした。看護師には甲種と乙種があると宣言しているわけです。それで、第五条では甲種看護婦を定義しています。甲種看護婦を看護師に置き代えると、いまの看護師を定義する第五条と同じ表現になります。第六条は乙種看護婦を定義するものです。現行の保助看法の第六条は次のように書かれています。

第六条　この法律において「准看護師」とは、都道府県知事の免許を受けて、医師、歯科医師又は看護師の指示を受けて、前条に規定することを行うことを業とする者をいう。

これは制定当初の第六条とよく似ているので、乙種看護婦はいまの准看護師にあたると考えてよいでしょう。甲種看護婦と比較して、乙種看護婦には、「医師、歯科医師又は甲種看護婦の指示を受けて」というように、オートノミー（自律性）を厳しく限定する文言があり、この文言はいまの准看護師を定義する条文にも存在することから、この姿勢は保助看法制定当初から貫かれているといえるでしょう。制定当初と現在とを、「急性かつ重症の傷病者または褥婦の療養上の世話を除く」と括弧書きされることによってケアの対象と内容を限定しているところが異なります。もっとも、急性かつ重症の傷病者または褥婦であっても、診療の補助は可能のようです。

このように甲種看護婦と乙種看護婦、看護師と准看護師を比較してみると、療養上の世話の部分に対するアプローチが異なるようです。乙種看護婦は明らかに急性で重症の傷病者、または褥婦に対する療養上の世話を行なうことができません。さらに准看護師は、この点に関しては束縛から解かれたようですが、「医師、歯科医師または看護師の指示を受けて」という縛りは継続しています。

このように、第四条を〈削除〉とすることによって、看護師と准看護師は身分に違うことを強調するということになるのですが、では看護師と准看護師はどのように仕事を棲み分けているのか？

これはむずかしいです。いわゆるジョブ・ディスクリプション（職務記述書）というものにうといい日本社会ですから、すべてなあなあです。だから、「看護師と同じ仕事をしているのに給料に差があるのは可哀想だ」と主張する厚生労働省の官僚やマスコミ人が准看護師を看護師にする手段をいろいろと考えた時期がありました。たしかに、米国と比較すると、日本の看護師は准看護師に近い、直接、患者さんの身の回りの世話をする業務が多いように思います。むしろ、それこそが看護師の仕事のうえで大切なことであると主張する看護師が多いように思います。だから職務の分離がしづらいのだと思います。

看護師は男性には向かない職業？

もうひとつ、保助看法制定当初の文面を読んですぐにわかることは、傍点をふった〈女子〉という言葉です。「看護師という職業は女性固有」という思想が根底にあるように思います。ナイチンゲールの時代から女性の職業だったそうです。ナイチンゲールがクリミア戦争に従軍したときも、叔母のメイ・スミスと十五名のカトリックの修道女を含む看護婦を引きつれました。軍隊にはおそらく衛生兵（メディック）はいたと思いますが、ナイチンゲールが率いたのはすべて女性の看護婦だったのです。そして平時でも、ナースキャップや白いワンピースの制服に集約されるような女性の看護婦像が看護師のイメージとして定着していったのです。男性看護師は精神科病棟の看護人を想定する時代が長く、一九六八（昭和四十三）年になって看護士・准看護士という名称が用いられるようになりました。そして男女の区別がなくなったのは二〇〇二年に法律そのものが「保健師助産師看護師法」という名称になってからです。しかし、女性看護師が単に看護師と呼ばれるのに対して、男性看護師は男性看護師と呼ばれがちであることは変わりません。

保助看法の改正によって〈女子〉は〈人〉に変更されました。かといって、すべての女子が人に一括変換されたのかというと、そうではありません。現行の保助看法で女子という言葉が残っているのは助産師だけです。助産師だけは女性だけの職種として残っているのです。男女平等という法の思想からすればおかしいのかもしれませんが、お産という現象が女性特有であることから、ユーザーの嗜好から女性に限定しているようです。しかし、助産師はお産の主体である女性に対してだけでなく、家族やコミュニティを対象とするお産と家族計画に関する健康カウンセリングと教育にも重要な役割を担っています。たとえば、産前教育やペアレンティング（親となること）の準備が含まれ、さらに産科婦人科の診療、家族計画、育児相談にまで及んでいます。ユーザーが望まないのは、おそらく助産行為のみに限定さるのではないでしょうか。助産師は、ヘルスケアを担う職種のなかでは開業が認められているなど、多くの権限が付与されています。エコー検査による胎児のチェックや子宮頸がんのためのサンプル採取なども可能となるでしょう。こういう流れから、おそらく女子に限定されることは、もしかすると憲法違反かもしれず、いずれなくなると思います。

少し〈女子〉という言葉に深入りしてしまいました。現行の第五条に話を戻しましょう。

療養上の世話と診療の補助

現行の保助看法第五条によると、看護師は「療養上の世話と診療の補助」を生活のための仕事とする人と定義されています。前者「療養上の世話」は看護師が学び、実践を通して磨き込んだ技を通して提供する看護ケアのことで、看護師固有の仕事であり、「看護実践の基準」のなかで説明してきたこととの大部分がこれにあたります。

後者「診療の補助」は、医師から公式・非公式に依頼を受けて肩代わりをする補助的仕事で、医師と共同するものです。看護診断が盛んであった頃、リンダ・カルペニートの『看護診断ハンドブック』（医学書院、一九九四年）を翻訳して上梓したことがあります。カルペニートは頭のいい人で、看護師の仕事を医師との関係で相対化した〈二重焦点臨床実践モデル〉を提唱し、看護独自の仕事の対象を〈看護診断〉、医師と共同して行なうモニタリングや薬物投与などの仕事の対象を〈共同問題〉というように、看護実践のふたつの焦点を明らかにし、自分のハンドブックを構成しました。

カルペニートの二重焦点臨床実践モデルは、保助看法の「療養上の世話と診療の補助」と同じと考えてもよいのではないでしょうか。そして、共同問題は基準10のコラボレーションに含まれていると考えることができます。

この意味で、「療養上の世話と診療の補助」が「看護診断と共同問題」であるということを理解することによって、看護師の仕事の複雑性を浮き彫りにすることができます。つまり、患者さんとの相互作用のなかで行なう看護師独自の活動と依頼されて実施する医師の補助業務が、職場のマンパワーによって比重が異なってくるということです。どちらも実践できる能力があることからくる悲劇です。

二〇二〇年から二〇二二年は新型コロナウイルス禍一辺倒でしたが、外国の真似をして、「最前線で新型コロナウイルスと戦う医療従事者のみなさんに感謝を！」という言葉が行きかいました。そうしたなかで、自由民主党の厚生労働部会長である小泉進次郎さんが、地元の近くである神奈川県横浜市での講演のなかで医師の働き方改革に言及し、医師の過重労働を軽減するために「看護師や薬剤師にできることがもっとあるはず」ということで、医師の業務を看護師や薬剤師に移管することを提案したそうです。三月の終わり頃のニュースなので環境大臣に就任前の発言です。

この記事を見てデジャヴに襲われました。これまで、看護師が持ち上げられるのは決まって医師の仕事が移管されるときか、あるいは病院から患者さんを早く退院させるためでした。診療報酬に看護そのものが組み込まれることはほとんどありません。訪問看護（在宅医療）しかり、医療安全しかり。実働の中心は看護師に担当させ、医師は兼任業務であることがほとんどでした。もちろん、なかには専任となる医師がいることもありますが。

看護師はいつの世も過重労働のなかにいますが、その仕事量の「療養上の世話」と「診療の補助」の境目を決めるのは医師のマンパワーです。病院経営からすると、直接的に稼ぎ高を増やすことのできるのは医師です。それを反映して、日本における医師の給与は看護師とは比較にならないくらい高額に設定されています。ですから、経営者側は少数の医師で効率的に収入を得ることを望みます。そのため、医師の過重労働は相当なものです。そこで、業務の移管が起こります。

医師でも看護師でもできることは看護師が担当するという方向に境目が移動します。看護師も過重労働のなかにいますから、いきおい、「療養上の世話」が削られていきます。削られた分はというと、家族に押しつけられるか、あるいは無実施のまま放っておかれるということになります。

看護師あるあるで、「自分の母親が入院したから郷里の病院に見舞いに行ったら、洗髪やら清拭をしてきたわ」というようなことがよく起こるそうです。

看護師になる方法

看護師は、免許を取得しなければ看護師になれません。保助看法の第二章は〈免許〉のことが書かれています。

第七条　３　看護師になろうとする者は、看護師国家試験に合格し、厚生労働大臣の免許を受けなければならない。

このあと、看護師などの欠格事由が説明され、免許の付与および免許証の交付に関する条項があります。

第十二条　3　看護師免許は、看護師国家試験に合格した者の申請により、看護師籍に登録することによつて行う。

少々全貌が理解しにくい文面ですが、要するに、看護師国家試験に合格し、国に申請することによって看護師籍に登録され、看護師免許証が発行されるということなのでしょう。ここからわかることは、日本の看護師はすべて国の看護師籍に登録されていることです。

ここでのキモは〈看護師籍に登録されている〉というところです。学会などで外国から講師を招くときがあり、このときのお決まりの質問は「日本には何人の看護師が存在しているの?」というものです。そんなに深い意味で尋ねているのではないのでしょうが、「日本には生存している看護師は何人いるのか?」「日本でいま働いている看護師は何人いるのか?」「看護師籍に登録されている看護師は何人いるのか?」の三パターンくらいが考えられます。ひとつ目は戸籍と連動していないのでわかりません。二つ目は二年に一回報告される「衛生行政報告例（就業医療関係者）の概況」によってわかります。最新の平成三十年の報告では、就業看護師は一二一万八六〇六人（女性一一二万三四五一人、男性九万五一五五人）、就業准看護師は三〇万四四七九人（女性二八万二七〇二人、男性二万一七七七人）です。三つ目は不明というか、公表されていません。

看護師という日本の名称は、米国ではレジスタード・ナース（登録看護師、または、登録された看護師）という名称の資格に相当します。米国で登録を強調しているのは、国の成り立ちの歴史に由来すると聞いています。米国は移民国家です。国ができる当初、ヨーロッパから移民してくる人のなかには看護師の資格がある人がいました。そうした人が国に看護師であることを登録したことからレジスタード・ナースという資格名となったのです。日本の看護師も看護師籍に登録されているので、登録看護師でもよかったわけです。

看護師国家試験の受験資格

看護師になるためには看護師国家試験に合格しなければなりません。この国家試験には受験資格があります。保助看法の第三章はこの〈試験〉について書かれています。

第二十一条　看護師国家試験は、次の各号のいずれかに該当する者でなければ、これを受けることができない。

一　文部科学省令・厚生労働省令で定める基準に適合するものとして、文部科学大臣の指定した学校教育法（昭和二十二年法律第二十六号）に基づく大学（短期大学を除く。第四号において同じ。）において看護師になるのに必要な学科を修めて卒業した者

二　文部科学省令・厚生労働省令で定める基準に適合するものとして、文部科学大臣の指定した学校において三年以上看護師になるのに必要な学科を修めた者

三　文部科学省令・厚生労働省令で定める基準に適合するものとして、都道府県知事の指定した看護師養成所を卒業した者

四　免許を得た後三年以上業務に従事している准看護師又は学校教育法に基づく高等学校若しくは中等教育学校を卒業している准看護師で前三号に規定する大学、学校又は養成所において二年以上修業したもの

五　外国の第五条に規定する業務に関する学校若しくは養成所を卒業し、又は外国において看護師免許に相当する免許を受けた者で、厚生労働大臣が第一号から第三号までに掲げる者と同等以上の知識及び技能を有すると認めたもの

一は大学、二は短期大学、三は専門学校、四は准看護師からの進学課程、五は外国で得た資格の援用ということになります。こうした教育課程を卒業／修了することによって看護師国家試験の受験資格を得ることになります。国家試験受験資格を与える教育についい

て、ぼくが知る限りのいくつかの国のことをお伝えすることにしましょう。
韓国では大学と短期大学だけで専門学校は廃止されたようです。オーストラリアでは長いあいだ保健省の管轄である病院付属専門学校で教育をしていたようですが、保健省の予算が逼迫してきたために文部省の管轄に移したそうです。もっとも、大学といってもオーストラリアはヨーロッパ型なので三年制の課程だそうです。米国は日本のように複雑なコースがあります。

看護師の秘密保持義務

看護師は対人サービスを行なっているので、患者さんの個人情報を大量に知る機会があります。患者さんが入院してきた際にはまずデモグラフィックデータ、病歴などのデータを収集しています。さらに、毎日の業務を通して、さまざまな患者情報を知りうる立場にあります。こうしたデータは患者さんの微に入り細を穿つものです。そうしたデータの取り扱いについては第四十二条の二に規定され、さらに罰則も第四十四条の三に規定されています。

第四十二条の二　保健師、看護師又は准看護師は、正当な理由がなく、その業務上知り得た人の秘密を漏らしてはならない。保健師、看護師又は准看護師でなくなつた後においても、同様とする。

第四十四条の四　第四十二条の二の規定に違反して、業務上知り得た人の秘密を漏らした者は、六月以下の懲役又は十万円以下の罰金に処する。

職務上知った〈人の秘密〉を漏らすというのは、よく読むと妙な表現ですが、刑法に同じ表現があるのでそこから援用した法律用語なのでしょう。ただ〈秘密〉とだけ書いてある法律もあります。

秘密保持義務（以下、守秘義務）は専門職の特徴のひとつで、このほかにも記録の作成があります。看護師の守秘義務については、かつては法律で明記されない、単なる〈お作法〉で、〈看護師あるある〉のひとつとして、病院からの帰りのバスのなかで患者さんのことを話題にするということがあったようです。第四十二条の二が追加され、同時にその罰則も明記されることによって専門職らしくなりました。

看護記録

ついでに〈記録〉についても触れることにしましょう。この本の29ページで『おたんこナース』を紹介しましたが、あのコマの少し前に患者さんと主人公である看護師の似鳥さんの対話があります。

患者　看護婦さん。眠れないんだよ。眠剤出してよ。
（眠剤を服用して）
患者　いつも書きものしてるんだねえ。なにそれ？
（ニコニコしながら）
似鳥　これは看護記録です。
患者　記録してどうするの？
似鳥　患者さんの訴えや各種のデータを記録して、それをもとにして看護計画をたてるんですよ。
患者　へー。アタマ使ってるんだ。
似鳥　おい…

このあと、看護過程の輪っかを背負った似鳥さんの大アップになります。「記録してどうするの？」という患者さんの突っ込みは秀逸です。
記録をするということが専門職の特徴のひとつであることは前述しました。医師が専門職であるということについては誰も異論がないでしょう。その医師の記録については「医師法」のなかに書かれています。

第二十四条　医師は、診療をしたときは、遅滞なく診療に関する事項を診療録に記載しなければならない。
2　前項の診療録であつて、病院又は診療所に勤務する医師のした診療に関するものは、その病院又は診療所の管理者において、その他の診療に関するものは、その医師において、五年間これを保存しなければならない。

簡潔な規定です。

では保助看法ではどう規定されているのでしょう？　看護師の守秘義務を規定する第四十二条の二の前の項にその秘密があります。

第四十二条　助産師が分べんの介助をしたときは、助産に関する事項を遅滞なく助産録に記載しなければならない。
2　前項の助産録であつて病院、診療所又は助産所に勤務する助産師が行つた助産に関するものは、その病院、診療所又は助産所の管理者において、その他の助産に関するものは、その助産師において、五年間これを保存しなければならない。

3　第一項の規定による助産録の記載事項に関しては、厚生労働省令でこれを定める。

アレッ？　なんで助産録だけ？　なんで看護記録や保健記録の規定はないの？

日本看護協会のホームページで公開されている「看護記録に関する指針」（二〇一八年）の〈法令等による看護記録の位置づけ〉では次のようなものがあがっています。

●〈医療法〉および〈医療法施行規則〉において、看護記録は病院の施設基準等の一つである診療に関する諸記録として規定されている。

●〈保健師助産師看護師法第四十二条〉において、助産師に助産録の記載が義務づけられている。

●〈基本診療料の施設基準等及びその届出に関する手続きの取扱いについて〉において、病院・診療所の基本料に関する施設基準として、看護に関する記録が規定されている。

●〈指定居宅サービス等の事業の人員、設備及び運営に関する基準〉及び〈指定訪問看護の事業の人員及び運営に関する基準において、訪問看護計画書及び訪問看護報告書についての作成が規定されている。

●〈診療情報の提供等に関する指針〉において、看護記録は診療記録の一つに位置づけられている。

あるとき、厚労省の看護課長に記録の義務化について質問したところ、「外来看護などのすべてを記録するのは無理だから……」と相手にされませんでした。医師法では、「診療をしたときは」と条件づけられています。それにならって、「看護をしたときは」と条件づければ済むわけです。外来では、外来看護室以外では、ほとんど看護をしていないのに。

医師の場合は医師の身分を規定する「医師法」のなかに〈診療録〉の作成義務が規定されているのに、看護師の場合はその身分を規定する保助看法のなかに〈看護記録〉の作成義務が規定されず、病院であることを規定する「医療法」やその施行規則、診療料のためなどで規定されるにとどまるというのが納得できません。なんだかくやしいです。

11　看護師の矜持

なんであんなに偉そうに言われなあかんねん

滋賀医科大学医学部附属病院がはじまった頃の話ですから、いまから四十年ちょっと前のことです。滋賀県というところは、当時、とんでもない看護師不足でした。そのため、田中角栄の〈列島改造論〉の無医大県解消政策を受けて、各地につくられる新設国立医科大学の附属病院に採用予定の新卒看護師さんの協力を得て、新卒看護師率七割という綱渡りの臨床をやり遂げました。一方、医師たちのほうはというと、中心になるのはだいたい臨床経験五、六年だったでしょうか。

そうしたなかの看護師－医師関係はかなり友好的でした。この仕事は医師、この仕事は看護師ときっちり決めるのではなく、そのときその場で実施するのがいちばん妥当な人がその仕事をするというスタイルです。統合診療記録（インテグレイティッド・メディカル・レコード）といって、毎日の作業記録（知的および肉体的の両方）である経過記録を同一紙面に記載する方法をとっていたので、医師のデータも看護師のデータも共有できていたからだと思います。関西弁のもつ雰囲気も一助になっていたと思います。

対等といえば対等なのでしょうが、それでも微妙な雰囲気になることもありました。当時の看護界の風潮は医師による支配からの自立でした。「それは看護婦の仕事ではありません」というのが、医師から看護婦さんへの頼みごとに対するよくある答えでした。それは婦長さんから末端のスタッフにいたるまで徹底していました。だから、少しでもマナー違反の依頼に対して、新卒看護師でもこの言葉で結構言い返していました。言われたあと、経験年数の高い医師が「なんで新卒にあんなに偉そうに言われなあかんねん」とブーたれることしきり……。

この〈依頼〉のことをなぜだか〈指示〉ということが多いようです。英語で〈命令〉のことを指す〈オーダー〉の訳語なのでしょうが、なんだか好きになれません。

看護師ｰ医師関係

看護師ｰ医師関係についてはおもしろい研究があります。米国の精神科医レナード・スタインによる「医師ｰ看護師ごっこ（ザ・ドクター・ナース・ゲーム）」です。スタインは、医師と看護師（この順序性も意味深い！）とのあいだのコミュニケーションを阻害している、不幸にして興味深い相互作用を発見したのです。

医師は、自分の患者の治療や処置のマネジメントに関する意思決定に対して、全面的に責任を負うことが伝統的に課せられ、またそのことは適切なことでもある。自分の意思決定を導くために、医師はさまざまな情報源から収集したデータを熟考する。そのために、医師は完全な病歴を必要とし、漏れのない診察を行い、検査所見を解釈し、同時に上級医からの勧奨も受ける。ところで、医師が意思決定するうえでもうひとつの重要な要素は、看護師から受ける勧奨である。こうした勧奨を授受する際に医師と看護師とのあいだで交わされる相互作用はまことにユニークで興味深い。

〈医師-看護師ごっこ〉とは?：看護師が医師に向かって「ブラウンさんにグリセリン浣腸を指示したほうがいいんじゃない?」と話すようなことはめったになかった。そんな話しぶりの忠告を聞いた医師は、その看護師の偉そうな態度に驚いて、口をあんぐりと開けたまま立ちすくんでしまうだろう。そして、その言葉を聞いた看護師は、自分自身の口から発せられたと信じられず、誰が言ったのかを確かめるために肩越しにうしろを覗くだろう。ところが、誰かがそばで観察している場合には、看護師たちはもっと重要なことをしょっちゅう忠告しているし、医師たちも進んで、そして敬意を持ってそれらの忠告を考慮するのである。つまり、くだんの看護師が生意気な態度に見えないように提案をし、医師もまじめにその提案を検討するような場合、こうした相互作用なら〈医師-看護師ごっこ〉のルールを破ることはないからである。

目標：〈医師-看護師ごっこ〉の目標は以下通りである。重要な忠告を行うためには、看護師は勇敢で積極的で責任感にあふれている一方で、同時に受け身に見えるようでなければならない。つまり、忠告がまるで医師から生じたかのように見えるように振る舞わなければならないということである。参加者双方はたがいの非言語的で偽装された言語的コミュニケーションに対して鋭敏でなければならない。やや頭部を傾げることや、椅子の上で少し位置をずらすことや、八か月前に起こった出来事に関してあまり重要そうでない意見を述べることが、強力なメッセージとして解釈されなければならない。〈医師 - 看護師ごっこ〉は頭上遙かな綱渡りの敏捷さを必要とし、参加者のどちらかが滑り落ちたら、この〈医師 - 看護師ごっこ〉は粉々に打ち砕かれてしまい、度重なる失敗に対する罰則は容赦のないものとなる。

ルール：〈医師 - 看護師ごっこ〉の重要なルールは、参加者間の明白な意見の相違は何が何でも避けなければならないということである。したがって、看護師は自分の忠告を忠告文に見えないように伝えなければならない。看護師からの忠告を求める医師は、忠告を求めているように見えないようにしなければならない。この技法の利用は、立場が確立されることについての秘密の同意の前に、自分たちがある立場をとることを誓わせる。このようにして、明白な意見の相違は避けられるのである。忠告の内容が重要であればあるほど、〈医師 - 看護師ごっこ〉は巧妙さを増して行われるのである。〔Stein, L.I. (1967). The Doctor-Nurse Game. Archives of General Psychiatry. 16 (June), 699-703.〕

スタインが〈医師 - 看護師ごっこ〉というように揶揄が入りまじった名称で看護師と医師とのあいだの相互作用を呼んだのは、この相互作用を維持しようと汲々としていることがあまりに馬鹿馬鹿しく不幸と言わざるを得ないからです。
この調査から二十年。スタインは「医師 - 看護師ごっこふたたび」という調査を報告しています〔Stein, Watts, & Howell, (1990). The Doctor-Nurse Game Revisited. New England Journal of Medicine. 322, 546-549.〕。一九六七年の〈医師 - 看護師ごっこ〉は、参加者双方が積極的に参加し、時間をかけて注意深く発展させてきた複雑な相互作用でした。しかし、一九九〇年の看護師 - 医師関係では、看護師が一方的に〈医師 - 看護師ごっこ〉から降りてしまって、看護を変化させることと、他のヘルスケア専門職と連携する方法を変化させることに、積極的かつ意識的に働きかけるようになったのでした。この論文に例示されている医師と看護師の会話は、そのことを如実に表しています。

乳房切除術を受けた患者ブラウンはプライマリナースであるスミス看護師を信頼している。スミス看護師は、患者の夫が妻をセックスの対象と見ないのではないかと心配し、明日の午後に夫婦一緒に面談を予定していた。ところが、主治医のジョーンズ医師は、この問題と面談予定に気づかず、退院を指示した。
看護師：先生、ブラウンさんを今日退院させるということですが……。
医師：術後回復が目に見えていいから、もう退院しても大丈夫だよ。
看護師：そうですね。創部もきれいだし、体力も回復してきていますね。でも、彼女の夫に関する心配のほうはどうなんでしょう？
医師：その心配というのは何のことかな？
看護師：彼女は、乳房を切除したために、夫が自分に性的な興味を抱かなくなるんじゃないかと心配しているということは看護記録に詳しく書いたじゃないですか。明日、そのことについてご夫妻一緒の面接をする予定であることも記録に書いておきましたよ（医師の許可なく独自に活動していることについて陳謝する調子は含まれていない）。
医師：それは気づかなかったなあ。退院はもう決定事項だよ。問題になるようなら、あとで誰かに紹介することもできるしね。
看護師：彼女にとってはもう問題なんです。ですから、彼女の夫との面接が終わるまで退院を延期するようにしてください。ついでですけど、ご自分の記録を読むのと同じくらい注意深くわたしの記録も読んでくだされば、もっと協力し合えると思いますよ。

一九九〇年のこの会話にはごまかしのない忠告と、看護師による記載が医師の診断と同じように重要であることを主張しています。ここには一九六七年に見られた〈医師－看護師ごっこ〉は見事に払拭されています。

三つの看護師 - 医師関係

一九八〇年に発表された『米国看護師協会の社会政策声明』（ア・ソーシャル・ポリシー・ステートメント：看護の社会的役割に関する方針声明書）は、ぼくの好きな看護の定義のところで紹介しましたが、看護師 - 医師関係についても鋭い分析を提示しています。

主従関係：第一は最も原始的で、権力をもつ者が命令を出して、権力者に仕える者がその命令に従うという〈主従関係〉のパターンです。この関係が成り立つのは、命令に従う側に知識が貧しく、技能が乏しく、判断力や指導力がほとんどないか、あるいはまったくないような場合です。主従関係というとニュアンスが和らげられますが、英語ではザ・マスター - スレイヴ・リレーションシップ、つまり主人と奴隷の関係ですから〈主隷関係〉とでも命名すればよいのでしょうか。第二次世界大戦前の小学校を卒業したあとで看護基礎教育を受けた時代ならともかく、米国では一九九〇年当時にはこのような関係はすでになくなり、日本でも自立する看護師が叫ばれ、適切な知識と技術に裏づけられた判断能力をもつようになって、こうした関係は成り立たなくなっています。

デタント：第二の関係は〈デタント〉です。デタントはフランス語で〈緩和〉という意味で、第二次世界大戦後、米国とソビエト連邦という両大国が一触即発の冷戦状態から緊張緩和の方向へ政策を転換しようとしたときに用いられたことで知られています。看護師 - 医師関係でこの言葉を用いるのは、不本意ながらも看護師と医師のそれぞれが力をもっていることを認め、さらに活動領域と責任範囲が異なっていることを認めることによって、それぞれの守備範囲を相互に受容し、依存し、目標を共有することを表しています。対立が激化しないように嫌々ながらとる態度であって、心から信頼し合っているわけではありません。

コラボレーション：第三は〈コラボレーション〉です。コラボレーションは真のパートナーシップであり、活動と責任に関して、協働する部分と協働しない部分が互いに明確であり、相互に受容していて、目標は共有され、双方が尊重される関係です。

この三つの関係は実際の場では入りまじっていますが、年月の流れを考えると、〈主従関係〉から〈医師－看護師ごっこ〉、〈コラボレーション〉への過程は、二十世紀以降、急速に変化する民主化の過程といえます。

日本の現状はどうでしょう？〈主従関係〉は〈経営者－従業員関係〉として残っているように思います。事務職のなかには看護職は自分たちよりも低く位置づけている人が存在するように思います。もちろん例外はあると思いますが……。〈デタント〉のような武装中立関係はさすがになくなっているのではないでしょうか。〈コラボレーション〉は〈多専門職間チーム実践〉という名前で、理学療法士や作業療法士の教育のなかで強調されています。結論的には、〈経営者－従業員関係〉が強く影響するなかで、給与体系や管理体制のなかに反映されていると言ってもよいでしょう。

ジョイント・プラクティス

米国の看護の歴史を概観すると、一九八〇年代以降に医療の民主化をはかる試みが行なわれています。

一九八一年、米国の医師会と看護師協会は、ジョイント・プラクティス審議会の共同スポンサーになりました。この審議会は、①看護師の役割と臨床判断の範囲を改善する、②医師－看護師関係を改善する、③専門職の活用を改善する、④患者に対するより継続的で個別的なケアを推奨する、という四つの目標を達成するための方策を提案しました〔National Joint Practice Commission (1981). Guidelines for establishing joint or collaborative practice in hospital. IL: Chicago. Neely Printing.〕。そのなかで5つの提案を発表しました。

1 入院の全期間を通じて、ひとりの看護師がその患者のための看護ケアの計画立案の責任を負う〈プライマリナーシング〉

2 病院で定められた看護実践の範囲内における〈看護師による臨床判断〉

3 患者ケアにおける医師－看護師間のコミュニケーションのための正式な方法としての〈統合診療記録〉（のちに〈統合患者記録〉と呼ばれるようになった）

4 看護師と医師が共同して行った患者ケアの〈評価〉

5　医師－看護師関係を監視し、共同作業を推し進めるのに必要な種々の活動を勧告するための〈ジョイント・プラクティス委員会〉

このなかで看護師－医師関係に密接につながり、なおかつ個々の患者のケアに影響を与えるのは〈統合患者記録〉であると思います。これについては前述しています。名称は厳めしいのですが、行なうことは簡単です。つまり、医師であれ、看護師であれ、薬剤師であれ、栄養士であれ、患者とかかわった人が、そのとき見聞きし、考え、行なったことを同一紙面の経過記録用紙に記載するだけです。したがって、自分が記載しようとすると、その前にあらゆる職種の記録が存在するために、情報が目のなかに自然と飛び込んできて、全職種が情報を共有できるようになるというものです。職種による情報の偏りがなくなり、密室における不合理な医療を防止できるのです。

最近では電子患者記録システム、もしくは電子カルテシステムがほとんどの医療機関で導入されています。ぼくが一緒にシステム開発にあたったものは、システムの基本にこの統合患者記録の思想もとにデザインされています。もっとも、クライアントの意向で職種の連携を拒むこともできるように設計されているようです。

ヴァージニア・ヘンダーソン

さて、看護師の職能を簡潔にまとめた冊子『看護の基本となるもの』の著者である高名なヴァージニア・ヘンダーソン（一八九七－一九九六）が一九八二年に来日されたときのことですが、その講演の機会にこの〈ジョイント・プラクティス〉という言葉を使用しています。それは、講演が終わったあとの会場からの「医師からの指示をどう思うか？」という質問に答えてのものでした。前述のとおり、指示というのは英語のオーダーで、看護師－医師関係のなかで使用する場合は、命令・指示・注文・指図というところでしょう。

わたしは指示という言葉はきらいです。あるヘルスワーカーが患者に指示をするとか、あるヘルスワーカーが別のヘルスワーカーに指示するという考えかたを好みません。ヴァーモント大学にローレンス・L・ウィードという医師がおりまして、彼はこの大学の病院でジョイント・プラクティスを行ってきています。というのも、彼が看護婦を同僚として扱っているからです。そこでは看護婦と医師が一緒になって、患者の問題が何であるかを見きわめ、患者にとってどうすることが助けになるかを決定しています。彼らはそこでは医学的管理（メディカルマネジメント）という言葉を使っています。この場合、医学的とはすべてのことを含んでいるのです。

もし、医師や看護婦その他のヘルスワーカーが提携する、すなわち患者のための処置も含めたケアを計画するにあたって協力して働くならば、誰かが誰か他の人に指示するという必要はなくなるはずです。特に、その計画が患者のためにではなく、患者とともに立てられたものであるならば、です〔Henderson, Virginia (1983). 看護の定義について．また看護理論、看護学、看護過程のそれぞれが何を意味するかについて．看護．三五巻一号、一〇‐三一頁．〕。

ここにあがっているローレンス・L・ウィードというのは世界標準的な医師の医療行動・記録システムであるプロブレム・オリエンティッド・システム（POS）の創案者で、その記録システムの経過記録の部分では統合患者記録を推奨しています。しかも、ただ記録システムにとどまらず、医療行動システムとして医師や看護師、その他のヘルスケア専門職の職能をフラットな関係でとりあげていることがわかります。ナイチンゲールに次ぐ看護界の偉人と崇められるヘンダーソンも、看護師と医師の仕事がシームレスでつながっているジョイント・プラクティスを肯定しているのです。ぼくはPOSを広げる活動に全霊を捧げてきたので、この記事を読んだときに思わずニヤリとしたものです。

ナースキャップ

「看護師の制服は制服マニアに人気のようです」と発言をすると、看護師のみなさんから嫌な目で見られます。しかし、飲み屋街付近の風俗店に〈看護学園〉や〈ナース学園〉といった店名が存在していて、そこで働く女性たちは白やピンクのナースキャップをかぶり、看護師風のワンピースを着ています。キャビン・アテンダントとナース服は、女性の着用する制服のイメージのトップツーでしょう。

いまでは、手術室看護師（スクラブ・ナース）や外科系医師が手術室で着用している半袖上衣が病棟勤務のときでも着用されるようになっているように、看護師の制服に対する感覚や感情は変化してきているようです。

しかし、世代によっては、制服は大きな意味をもっていたこともありました。たとえば、博士号授与式に白衣にナースキャップを着用した高名な教授がいました。その姿に大きな誇りがあったようです。看護教育のなかでは、〈戴帽式〉といって、臨床実習を前にした看護学生に教員や先輩看護師からナースキャップを授与する式がありました。ナースキャップは隷属性を表すということから、大学教育になってからはこれを廃止するところが増えています。臨床実践においても、感染源になることがあるという実験結果から、ナースキャップはほとんど見かけなくなりました。なのに、戴帽式の光景に感激した医師たちが、医学生に白衣授与式を行なうところもあるようです。

医師・看護師・薬剤師の三学部共同白衣授与式というのもあります。医師と薬剤師は実験着スタイル、看護師はワンピース・スタイルというのも、なんだかジェンダーバイアスがありそうです。パンツ・スタイルの制服というのもあります。病棟薬剤師のテレビドラマでは、少し高級なスクラブ・スタイルの制服が出てきています。

いずれにしろ、制服にはいろいろな考えが盛り込まれているようです。

看護師の矜持が悪い方向に向かうと、それまでの医師の圧制に対する〈ひがみ根性〉として現れます。それでも、それをバネとして素晴らしい業績をあげた看護師さんたち、教育・研究に優れた人たちや臨床現場の人たちをたくさん知っています。おそらく、ぼくが医師になった一九七〇年代は、一種、公民権運動のようなうねりがあったのでしょう。いまは、多くの医学部のなかに看護学科が併設され、同級生や同期の視点で互いを理解するようになっています。また、多専門職間チーム教育を行なう大学も出てきています。こうした動向は、看護師の矜持をいい方向に変化させると思います。

看護は〈実践の科学〉といわれますが、そこをもう少しはっきりさせないと同級生や同期、多専門職間チームを納得させることができません。看護実践から研究を生みだし、研究から看護実践を組み立てるということが真の〈看護実践の科学〉といえるでしょう。

12　被抑圧者の行動：看護への示唆

看護師だけは医師の仕事から生まれたのではなかった

医師でしかないぼくが看護に興味をもち、実際の看護をウォッチしながら、看護の学問のほうではどうなっているのかということと比較しつつ、医学教育から看護教育のほうにシフトしてきました。

看護師の矜持は「医者にはできないことを、わたしたちはやっている」、つまり、医師から自立／自律した職業であることのように思います。医療の世界では、看護師と医師以外にも多くの職種が働いています。臨床検査技師、臨床放射線技師、理学療法士、作業療法士……。でも、こうした人たちは、看護師と違って、医師の仕事から派生してきました。言い換えると、もともとは医師の仕事であったものを、それを専業とする職種として医師がつくりだしてきたといえるでしょう。

なぜ看護師は、そうした職種と違うのか？　そのことは欧米の医療システムの成り立ちを振り返ってみるとわかります。欧米では、医師は個人開業、そして自分の患者が入院ケアを必要とするときにだけ看護師が管理する病院に入院させ、病院でも主治医として患者さんを診るというのが一般的なパターンでした。そこでの看護師は学問的な裏づけのある科学的看護を提供するという道を歩んできました。看護師は知的専門職であるということの本の方針は、こうした背景から生まれています。したがって、看護師と医師はひとつの目的に対してまったく異なるアプローチをとる職種ということになります。

これも前に触れたことですが、法学者が言うには、医師が二階にいて、臨床検査技師、臨床放射線技師、理学療法士、作業療法士などの職種が一階にいるとすると、看護師は中二階にいるという位置づけになるということです。こうした立場は法的な自律性ということになります。

こうした立場を前提とすると、〈療養上の世話〉に関しては自律／自立していて、かなりのことが可能だし、〈診療の補助〉に関しても、医師の代行として、マンパワーに応じてかなりのことを代行してきたという実績があります。ある意味、看護師はスーパー・ウーマン的な存在だといえるでしょう。

自信がない看護師

なのに、いままでに仕事でご一緒した看護師さんたちは、ベテランの医師をギャフンと言わせるような強い言葉を発するわりに、自分の仕事がそれほど価値のあるものだと思っていなかったように見うけられます。五月十二日のナイチンゲールの誕生日は〈国際看護師デー〉で、日本でもこの付近に〈看護週間〉があります。そのメインテーマは〈看護の心をみんなの心に〉。誰もが看護の心を理解し、誰もが看護の心をもとうという主旨だと思いますが、看護師が知的専門職であることを追求してきた立場からは少し残念な気がします。看護の心って、誰もがもてるものなのでしょうか？　三年以上の高等教育を受けて、免許を取得し、数年の臨床経験を経て一人前の専門職になる看護師の心は、そんなに普遍的なのでしょうか？　それを〈愛〉や〈気遣い〉という人もいますが、それらは人間なら誰もがもっている普遍的なものです。

看護は「誰にでももてるようなものじゃないんだ」という声が看護師のあいだからあがってこないのはなぜでしょうか？　南博は『日本的自我』（岩波新書）のなかで、「他人から劣等視されているという外的客我の意識が強くなると、それが内的客我に影響して、自己評価でも劣等者という否定我を持つようになる」（四頁）と述べています。看護は長年にわたって医師から劣等なるものと見做されてきたために、看護師自らも自分を劣等者と見做し、わたしのやっている仕事なんて誰にだってできる仕事だと考えるようになってしまったのでしょう。そのメカニズムを『日本的自我』から引用してみましょう。

自我不確実感　決断と実行が確信をもって行われないとき、そういう頼りない自分の姿は、否定我を強め、肯定我の確立をさまたげ、そこには不確実性が生じる（「自分はこうしたい。しかし、自分にできそうもない」）。

このように主我が内的客我と外的客我の両方から「足をひっぱられ」て、主体性が動揺し、不安を感じるとき、そこに自我全体の不確実感が生まれる。自我不確実感は、大部分の日本人が共通にもつ性格特性であり、日本的な自我構造の基本的な特徴といえよう。

不確実感は、性格特性として客我と主我の両面にあらわれる。一つは外的客我への傾斜であり、もう一つは主我の弱さである。この二つは日本人の性格特性として、自我不確実感にまで複合されている。

外的客我への傾斜は、他者中心主義の傾向を生む。それは、対人関係において気がねと遠慮の傾向にあらわれる。後述のように、日本人に特有といわれる視線恐怖あるいはそれに類する対人恐怖は、そのような傾向が極端になった場合である。

主我の弱さは、弱気、内気、心配、孤立感、ひっこみ思案、迷い、ためらいなどの消極的な行動傾向にあらわれる。

このような自我不確実感は、必ずしもつねに意識されているわけではないが、日本人の自我構造のなかに組み込まれていて、そのときどきの状況に応じて、日常行動の方向を決定する場合が多い。

主我の弱さは、意欲の面から見れば、意志の弱さを意味する。それは行動にあたって、何を目的とするかを選ぶ選択力、選択の結果ある目標を決める決定力、決定したことを実際の行動に移す実行力、実行する行動を持続する持続力、さらに持続が困難、不可能になったとき他の目標に切り換える転換力、実行を中止する中止力がふくまれる。

主我の弱さについて、まず問題になるのは決定力である。それは重大な状況の場合には決断力となるが、この決断力が欠けているところから、日本人のためらいとか迷いの傾向が出てくる。その傾向は、決定するための判断力に乏しいということはなく、行動の結果についての予期からくる不安、予期不安が先に立つということである。そこには、目標の選択をあやまりはしないか、目標行動の実行と接続がスムースにいくだろうかという先行きの不安がある。それが「取りこし苦労」であり、日本的な「先取り主義」の一つである。

このような決定不安が日本人の主我の意欲面に見られる弱さであり、それは結局、自己の責任においてする自己決定の回避である。

南博（一九八三年）『日本的自我』、五–六頁、岩波書店

引用部では、否定我を強め肯定我の確立をさまたげるメカニズムを問題解決のプロセスの脆弱部分から生じると説明しています。ここに看護師への示唆があるとぼくは思っています。

日本的風土

南博の指摘に加えて、ぼくが思う日本人の特性は〈何ごとも徹底しない〉ことだと思っ

ています。そういう思いを抱くようになったのは次のようなことからです。

ぼくは一九四八（昭和二十三）年の生まれで、戦後の民主教育の最後の世代かと思います。南浜小学校で一年生と二年生を担任していただいた行岡先生は、なにかにつけ民主主義的思想をぼくたちに熱く語られていたのを思い出します（たぶん戦時中を悔やむ思い出があったのでしょう）。その後、ものごころがついてくると、「世の中、なんか変だな。ぼくたちの民主主義はどうなってしまったんだろう？」というようなことが多くなってきました。そこから、「ぼくらは戦後の民主教育の最後の世代だったのか」と得心するようになりました。

何が気になったのかというと、民主主義の言説が徹底されなくなってしまったからです。

ぼくが臨床医としての生活をはじめた一九七〇年代の看護師さんたちの興味は、いわゆる〇〇式と呼ばれる思考行動システムでした。日本看護協会の地元支部の研修会にもその〇〇先生が来られて、午前中はなるほどという話をされたのに、午後からはよくわからないという感想を研修会に出席した同僚の看護師さんたちから聞かされました。

時はまさにザ・看護過程が導入された時期と重なっていました。片方で〇〇先生独自のシステムを学び、他方で病院ではザ・看護過程を基礎とするＰＯＳで仕事をするというように、ネジレ現象が生じる臨床実践になっていました。こうしたことは滋賀医科大学医学部附属病院（以下、滋賀医大病院）だけにかぎらず、日本の看護界全体に起こっていました。滋賀医大病院は病院全体としてPOS体制であったので、看護部もザ・看護過程を基盤にしたPOS体制ということです。そのなかで〈何ごとも徹底しない〉という体質が機能したのです。

結果は、病棟によってはPOSを生かした看護システムをつくりあげ、別の病棟ではPOSもどきの看護システムになりました。

しかし、一般的には、看護教育ではザ・看護過程に則って科学的に看護を提供することを強調し、実践ではザ・看護過程を離れて毎日をアドリブで対応するという傾向が見られます。

被抑圧者の行動

二〇〇六年に米国で出版された『看護の理念の歴史　ア・ヒストリー・オブ・ナーシング・アイデア』（アンドリスト、ニコラス&ウルフ編）という本があります。過去百数十年にわたって看護の世界で用いられてきた看護の理念（アイデア）がとりあげられ、その歴史的な変遷を中心に記述されています。その冒頭が〈フェミニズムと看護の関係の歴史〉と〈被抑圧者集団の行動と看護〉です。

被抑圧者とは抑圧されている人たちのことを指します。身体的・精神的・社会的に抑圧された人たちはまた、差別を受けている人たちともいえます。たとえば、植民地や圧政下で抑圧されていた人たち、ナチ政権下のユダヤ人たち、東インド会社の支配下のインドネシア・ネイティブの人たち、南アフリカの黒人たち、そしてアフリカ系米国人などの非白人系米国人、などなど無数にその例が存在します。では、それと看護とどのような関係があるのでしょう？

ここでの問題の焦点は〈権力〉です。

医療は権力に満ちあふれています。まあ、世界は権力に満ちあふれているともいえるし、世界の現象は権力で読み解くことができるともいえるでしょう。世界は大きすぎるので医療、そして看護に焦点をしぼることにします。

医療の世界で権力関係というと医師－患者関係です。医師－患者関係というと、暴君型や俺にまかせろ型の〈パターナリズム〉、逆に医師と患者が対等な〈フラットタイプ〉、そして医師と患者が契約に応じた関係を保つ〈契約タイプ〉が考えられます。契約タイプは、医師がメニューを提供して患者が選択し、あとはまかせるタイプや、最善を選択してくれるのなら医師におまかせしますが説明と了解だけはしてくださいねというタイプなど、さまざまな契約内容のものがあります。いまは、パターナリズムは望ましくないというのが一般的な風潮です。

看護の世界ではあまり権力という言葉は使われません。なぜなら、頭から看護師は患者の擁護者だと信じ込んでいるからです。でも、患者の側からみれば、看護師は病院という権力装置の前衛として、最も接することの多い職種です。この看護師という職種は、病院という権力構造のなかでは最下層に位置しています。かつては、主従関係といわれた医師－看護師関係の従者側の端でした。こうした側にいる人たちの行動を説明したのがパウロ・フレイレの『被抑圧者の教育学』（小沢有作他訳、亜紀書房、一九七九年、三砂ちづる新訳、二〇一一年）です。

被抑圧者というからには抑圧者がいるわけです。支配者が抑圧者です。抑圧者は被抑圧者を抑圧します。看護師も抑圧者である医師から抑圧されていました。そして抑圧者が被抑圧者を二流市民と見なしたように、医師は看護師を自分たちより下の二流職と見なしました。

被抑圧者はそうした立場からくる抑圧に苦しみますが、一方で長年のその価値観が特定の行動をとらせるようになります。それを〈被抑圧者の行動〉と呼びます。たとえば、〈盲従〉や前述した〈医師－看護師ごっこ〉がその代表的な行動です。そして、この価値観が、時間の経過とともに、医療の現状を維持する方向に働くようになります。このことは、被抑圧者にとってはこの規範を内面化することで、抑圧者のようになることが権力や支配に結びつくと信じることになります。

そして抑圧者のようになる、すなわち同化することに成功した人たちは、抑圧者集団にも、また被抑圧者集団にも属さず、自分が元いた集団の〈外縁／マージン〉に位置するようになり、〈境界人／マージナル〉と呼ばれるようになりました。看護の世界で代表的なマージナルは看護部長や看護師長です。看護師の昇進は、もちろん看護部内で候補が選出されるのでしょうが、最終的には病院長（法的に必ず医師でなければならない）をはじめとする病院経営者たちによって決定されます。マージナルの特徴は、長年の非抑圧的立場に甘んじてきた結果、抑圧者／支配者の行動を〈忖度〉し、〈先取り〉することです。つまり、結果として部下たちを抑圧する行動をとってしまうのです。もちろん、こうした行動をとることはマージナルを苦しめます。抑圧者の文化に溶けこみたいために、マージナルが自分の特性を否定しなければならないことになります。このプロセスは自己嫌悪と自己尊重というマージナル特有の特徴が構成されることになります。

一般のスタッフの看護師はこうしたマージナルの支配下で働くことになります。看護部長や看護師長が、自分がマージナルであり、マージナルの行動をとるリスクがあることを自覚し、部下を抑圧者からの圧力にさらされることから擁護するようでなければ、スタッフ看護師は病院の前衛として抑圧を再生産し、患者に病院の論理を押しつけるようになります。これは大問題です。

フェミニスト看護

フェミニズムは〈男性支配／女性隷属〉という社会の風潮に対抗する運動です。

第一波フェミニスト運動は婦人参政権運動です。いまではこうした権利は、日本では、男女同権であり、当たり前であると思っていますが、こうなったのはベアテ・シロタさんが憲法草案に男女同権を盛り込むまで、考えられないことでした。

米国の合衆国憲法には法の下の平等がありません。合衆国憲法は「われら合衆国の国民は」からはじまりますが、この憲法が制定された当時の状況を考慮に入れると、この〈われら〉には女性もアフリカ系など〈系〉のつくアメリカ人も含まれていません。したがって、その後に制定された数々の法律は男女差別や人種差別が盛り込まれています。この文章を書いている二〇二〇年に米国最高裁判事のひとりであるルース・ベイダー・ギンズバーグ（長いのでＲＢＧと略されています）が亡くなりました。彼女はリベラル派の急先鋒と伝えられていますが、そこに一貫している主張は、「女性やアフリカ系米国人、そして人種的マイノリティや性的マイノリティの人たちにも平等に人権がある」という点でした。最高裁判事の構成が保守派優勢になると、「わたしは反対する／アイ・ディセント」という言葉ではじまる反対意見を述べるという方策をとることによって、あるべき方向性を示すようになったそうです。人権に関して、わたしたちの憲法が優れていることがわかります。

わたしたちに馴染みがあるフェミニズムは第二波フェミニズム運動です。参政権や財産権を背景とする女性解放運動から、より性差別を前面に打ちだした運動に移行しました。

それは〈ウイメンズ・リベレーション／女性解放運動〉（日本では〈ウーマンリブ〉）と呼ばれ、〈公民権運動〉に刺激された〈消費者運動〉など、人権闘争のひとつです。

さて、〈女王蜂／クィーン・ビー〉をうちに含む看護師は、歴史的には女性の職業でした。男性社会における女性の職業ということで、さまざまな差別が存在しています。それを乗り越えるには〈わたしはフェミニストである〉という意識をもって看護を提供する姿勢が必要でしょう。もちろん、看護師のなかには男性も存在します。男性看護師は、性差別のもとにあった看護師の一員であり、なおかつ同僚看護師の大部分が女性であるという複雑な立場にいます。こうした立場を乗り越えるには〈わたしはフェミニスト男性看護師〉であるという意識づけが必要ではないでしょうか。

この本は米国看護師協会の臨床実践基準を信頼して論を進めてきましたが、残念ながらフェミニスト的視点ははっきりとは見いだせません。しかし、看護で受け継がれている理念には含まれているようです。

基本が大切

医師たちは進歩します。医師たちがになう科学の世界は進化します。医師はこの進化に合わせて進歩します。医師は〈病いを診て、人を診ない〉といわれますが、〈病いも、人も診ようとする〉医師は以前よりも増えています。〈人を診る〉医師がキャリアアップできるルートもできてきています。

ぼくが臨床の世界にいたとき、医師は〈健康問題そのもの〉を担当し、〈健康問題に対する人間の反応〉は看護師が担当するという臨床世界をめざしました。〈健康問題に対する人間の反応〉の部分に対する社会からの期待は、おそらくまだその輪郭が明らかではありません。それは看護師が伝えていないからでしょう。

そう思って、看護師の仕事のやり方（臨床実践の基準）を中心にこの本を書きました。看護師のスキルがあがり、臨床経験が増すと、段階的だった各相はスムーズになり、相互に関連しあうのです。それはあくまでも基本を守ってコツコツと積みあげることが前提となります。そこがおざなり／なおざりになると、よい看護になりません。

読者のみなさん、特に看護師ではない、一般の保健医療ユーザーの方は看護に関心をもってください。看護師のみなさんは、看護計画を自分が担当する患者さんの理解できるかたちで説明し、インフォームドコンセントを得たうえで実行するようにしましょう。そして、患者さんと一緒に評価するようにしましょう。

13 フェミニスト看護宣言

この原稿を「看護実践の科学」誌に書きはじめたのは二〇二〇年。アファフ・イブラヒム・メレイス著の『セオレティカル・ナーシング』の再校正をやりながら、二〇二一年に突入してしまいました。

ミルトン・メイヤロフという人の『ケアの本質』（田村真・向野宣之訳（一九八七年）、東京：ゆみる出版）という、看護界ではベストセラーといってもよい哲学書の原題が、実は『オン・ケアリング』〔Mayeroff, Milton (1971). On Caring. New York: Harper & Row〕、つまり「ケアリングについて」ということで、本の題名とメイヤロフが書きたいこととチャウの違うかという素朴な疑問があって（そこは本題ではありませんので、各自お確かめください）、情緒的でない、看護学の一部としての看護実践の基礎づけを狙った連載の題名を「オン・ナーシング」というタイトルにしました。

ところで、「……新書」と銘打った本は、大雑把にその題名のことを知るには便利な啓蒙書シリーズです。「新書　看護」で検索をかけるといろいろと出てきます。実用書を除外して、世間の人びとに、看護をある程度学問的に知ってもらおうとする本は、残念ながらないようです。マンガでは、名作『おたんこナース』（佐々木倫子、小学館）や『Ns'あおい』（こしのりょう、講談社）などは学問的部分は比較的まじめに取り組んでいます。テレビドラマや映画にいたっては、あいかわらずのセックスシンボルであることが多いようです。毎日、同じ看護師たちが勤務していたり（交代勤務しているはずですけど）、病棟薬剤師が看護師の担当すべき仕事をやっていたりして、まあ、世間さまにはそのようにしか見えていないのかと、歯ぎしりする思いです。

そういう背景を踏まえて、一般の人にも、もちろん看護師のみなさんにも、知的専門職としての看護師を認知してもらおうと思って書き出したのがこの連載だったのです。どこまで成功したかは疑問ですが、二〇二〇年秋にはいったん脱稿したつもりでしたが、メレイス本の再校正を進めるなかで大事なことを書き忘れていることに気づきました。それがフェミニスト看護です。

フェミニスト

フェミニストはフェミニズム主義者とでもいえばよいのでしょうか、フェミニズムを体現する人のことです。フェミニズムのfemmeは、もともとはフランス語で〈女性〉を意味する言葉でファムと発音します。対立語である男性はオムhommeです。それに〈主義〉を表すイズムがついてフェミニズムとなったわけです。ですから、言葉そのものの意味は〈女性主義〉ということになります。しかし、フェミニストは女性だけに限らず、人間であればよいわけです。

〈女性〉という言葉は、生物学的に説明されるように、性染色体の組み合わせによって決定される雌雄の別の〈雌〉という意味だけでなく、人類が誕生以来性別によって決定づけられてきた男らしさや女らしさ、男性の社会的役割（たとえば、野外で狩猟したり、耕作したりする役割）や女性の社会的役割（たとえば、子どもを産み、授乳し、育てるといった役割）など、生物学的性差以外に、社会的性差、経済的性差、法律的性差など、多くの属性がまとわりついています。

こうしたさまざまな性差は、ア・プリオリ（生来的）なものではなく、人びとの交流のなかで、ルール化されたり、制度化されたり、法律化されるという結果を招いたものもあります。つまり、こうした性差は社会的に構成されるのです。このような考えかたをソーシャル・コンストラクショニズム（社会構成主義）といいます。

ウーマンリブ

こんにちのフェミニズムの流れにつながる潮流として最初に見聞きしたのは、ぼくが高校生くらいだった頃でしょうか。「11PM」という大人向けのお色気番組に、ピンク色のヘルメットをかぶって出演していた榎美沙子さんの姿が目に浮かんできます。この頃、彼女はフェミニズムという言葉を全面に打ち出してはいなかったと思います。「中絶禁止法に反対しピル解禁を要求する女性解放連合」（中ピ連）という名称もおぼえています。派手な衣服で奇態な振る舞いをする人というような感じでした。

かなり経ってからだと思いますが、「ビートたけしのTVタックル」という番組で田嶋陽子さんを見るようになりました。田嶋さんは、ビートたけしをはじめとするまわりの男性たちの「またかよ」という視線をものともせず、ウーマンリブ＝フェミニズムの王道を行く発言をきっぱりと話していました。田嶋さんを軽んじる風潮は、その後、長く続きましたが、フェミニズム雑誌『エトセトラ』の第二号が田嶋陽子特集ということで、学問化しすぎて硬直しかかっているフェミニズム界で復権されるのではないでしょうか。ちなみに、エトセトラブックス社は二〇二一年一月に京王井の頭線新代田駅徒歩一分のところに「エトセトラブックスBOOKSHOP」という名の書店まで出店しています。

さて、ウーマンリブからフェミニズムです。

〈ウーマンリブ〉というのはウイメンズ・リベレーションの日本人が得意な短縮用語です。なぜか、英語でもwomen's libという略称があるというのでクスクスとおかしいですが……。女性たち、とここまで書いて、もう少し横道に逸れますが、本稿では単数の〈woman〉の複数形を〈womans〉と書かずに〈women〉と書いて、しかもウーメンではなく〈ウィミン〉と発音するという、〈women〉という言葉の特異さに敬意を表して〈女性たち〉と頑固に表現することにします。

というわけでウーマンリブ、すなわちウィミンズ・リブですが、これはその言葉どおり〈女性たちの解放〉を目的とする運動のことです。何から解放するのかというと、社会的に構成されて、知らぬあいだにルール化されたかのように見える〈男社会male-dominated society〉（直訳すれば、男性によって支配された社会）から女性たちを解放することを目的としています。男性が支配するというのは、何も法律で決まっているわけではありません。人びとの社交（お喋り）のなかで、なんとなくそういうものであるという社会の風潮が、知らぬあいだにできあがってきているのです。こういう成り立ち方は、前述のとおり、〈社会構成主義 social constructionism〉といいます。〈オンナはかくあるべし〉という女性のありようも、こうしてできあがってきたわけです。

しかし、家事といい、育児といい、なぜ女性たちばかりが担当しなければならないのだと開き直りたい気持ちはよくわかります。かといって、じゃあ男性がというのも、選択肢のひとつではありますが、テレビドラマ「私の家政夫ナギサさん」のように家政師（家政婦と家政夫を合わせた自家製名称）をお金で雇うという別の選択肢があってもいいわけです。ま、余談ですが……。

看護の世界は、その点、割り切っています。看護師と准看護師の区別は、うまくジョブ・ディスクリプション、つまり、仕事の範囲ややり方を克明に記述した職務明細記述書をうまくつくりあげることができなかったという歴史がありますが、看護助手や寝具部、温かくて気持ちのよい蒸しタオルからペーパータオルなど、うまいぐあいに移行してきました。しかしながら、医師との関係はどうでしょう？　かつて〈医師－看護師ごっこ Doctor-Nurse Game〉というような社会構成主義的状況があったことは、前に説明しましたね。いまはどうなんでしょう？　闇ルールがあったりして（笑）。

それはさておき（閑話休題）、社会構成主義を知ったのは名古屋市立大学の野村直樹さんや勝又正直さんたちとの勉強会である〈ナラティヴ・セラピー研究会〉に参加させていただいていたからです。ナラティヴ・セラピーは社会構成主義の実践であるといわれています。

社会構成主義

絶対的な真実は存在しない。みんなが真実だと思っていることが真実である。みんなが思うのは社交、つまり、社会的相互作用を通してである。こう教えられたときはショックでした。

たとえば、地球は太陽のまわりを公転しつつ自転している球体であるということは、小学校で習う内容です。しかし、実感としては、地球は微動だにせず、ぼくの足下を支えています。太陽は、朝、東の方角から山のうえに姿を表し、空を横切って、西山に姿を静めます。自転も公転も実感できません。しかし、天文学者や数学者が、自転も公転も証明し、小学校以来、そのことを（先生も正しく理解できているかどうかはわかりませんが）、さも当たり前のこととして先生から教わります。みんなが正しいと言うから正しいと考える。これが社会構成主義です。

ナラティヴ・セラピー

ナラティヴ・セラピーは、患者さん（セラピーの場合はクライアント＝顧客）が自分の物語《ナラティヴ》を語るセラピーです。そもそもは家族療法、つまりクライアントひとりだけを対象にするのではなく、家族を一単位として対象にする心理療法から発展しました。

患者さんから話を聴くうえで重要なことがふたつあります。

患者さんのことは患者さんしか知りません。だから、看護師——あるいは、医療職全般といってもよいでしょう——はひたすら患者さんの物語を聴きます。〈聞く〉ではなく、〈心〉がついた〈聴く〉です。聴くことについては「アセスメント」（本書37ページ）で書きました。カール・ロジャーズのノン・ディレクティヴ（非指示的）な技法です。その出発点は、「患者さんのことは患者自身しか知らない」ということです。ナラティヴを聴くうえで重要なことのひとつ目は〈無知 not knowing の姿勢〉です。聴き手は患者さんのことを知らないのですから、ひたすら聴き役にまわり、前に聴いたときと少々矛盾があっても、いま聴いていることが真実であるという態度を貫きます。もし、矛盾があれば、患者さんがそのうちにそのことに気づくはずです。

そして、ふたつ目は「あなたのことが知りたい」というストロークを与え続けることです。ストロークというのは、エリック・バーンという人が考えだした〈交流分析〉という心理学のなかでいわれていることです。ストロークは、辞書的には、「一撃、ひとかき、心臓の鼓動、筆の運び、脳卒中」など多様な意味がありますが、ここでの使われ方は他動詞で「撫でる、慰める」ということから転じた名詞です。人と人との相互作用（インタラクション、すなわち、交流）はこのストロークをやりとりして成り立ちますが、そのとき、看護師が無知の姿勢で全面的な肯定のストロークを患者さんに送り続けると、あなたが患者さんの言うことと真剣に取り組んで聴いていると信じ、患者さんは次第に気持ちがよくなり、その環境のなかで自分のことを物語ってくれるようになるのです。

こうして患者さんの〈ナラティヴ〉ができあがってくるのです。

さらに、ナラティヴ・セラピーを勉強するなかで、これは看護に応用できると思ったのは〈人生の再著述 Re-Authoring Lives〉です。リ・オーサリングの〈リ〉は「再び」という意味の接頭辞です。〈オーサリング〉のオーサーは「著者」や「作者」で、動詞になると「……を書く」や「……を著述する」ということになります。〈ライヴズ〉はライフ、すなわち人生の複数形です。この本の102ページではライフ・ヒストリーを聴くということを説明しましたが、同じことだと思っています。

人間という存在（ヒューマン・ビーイングズ、直訳すると〈人間存在〉）はおもしろいもので、第三者（たとえば、看護師）を前にして自分の物語を話し出すと、ついエエカッコシイになります。ライフ・ヒストリーでは自分を主人公にした物語を語るわけですが、そのつらかった部分を物語るときには「こんなにつらいことがあって打ちひしがれている自分」というよりも、「こんなにつらいことがあったけれども、それに打ち勝ってきた自分」というように、嘘ではないけれど、そのなかに肯定的な自分の姿を反映した物語に再著述するようになります。

そして、肯定的な自分に再著述したあと、患者さんに大きな変化が生じます。

ぼくが名古屋大学にいたときの基礎看護学実習で、患者さんにインタビューをする病棟実習を行ないました。もっとも、ぼくは看護師免許を持たず、実際に看護師として働いたことがないので、実習のデザインをしただけで、実際の運用は現在、京都大学の教授である任和子さんにお願いしました。看護専門科目の教育がはじまる二年次の後期に、週に一回、患者さんのところ出かけて看護診断をつけるために限局した範囲のインタビューを対象に行なうのですが、ライフ・ヒストリーも聴くことも課題に入れました。看護過程のサイクルの、最初のフェイズを取り出した実習です。

そのことによる患者さんの変化は、元気になるということです。自己を肯定し、前向きの姿勢に変化するのです。話しながら、つらい時代を思い出し、だんだんと気持ちが下降してくる。これではいけない。カッコ悪い。そうだ、こんなふうにして乗り越えていたなあ。こんなふうにして気持ちをまぎらわせていたなあ。ああ、わたしって、結構やるじゃない。と、いろんなことが思い出されて、気持ちが上向きになってくるのです。

そこで、実習時間が終了します。すると、患者さんは元気になってきていることに気づきます。「また、来週も来るんやったら、わたしが付き合ってあげるから」と、うれしい言葉が返ってくるのです。

回想法（ライフ・レビュー）

ライフ・ヒストリーを聴くことで、いつも思い出すのはアン・O・フリード著／黒川由紀子・伊藤淑子・野村豊子訳『回想法：ライフインタビューによる人生の再発見』（誠信書房、一九九八年）です。著者は米国のボストン大学の名誉教授をしているソーシャルワーカーで、その研究の報告書を抄訳したのがこの本で、原題は『日本の高齢女性の有為転変の世界』というものです。

訳者あとがきに次のような文章があります。

> インタビュー開始前に不安そうな表情を浮かべていた女性も、インタビュー後は、見違えるように、いきいきとし満たされた表情をみせてくれた。アン・フリードの、さりげない、しかし専門家としての確かな技術に裏づけられた導きによって、自分の

人生を物語り、アン・フリードと女性たちのあいだには、人種、国籍を越えた深い静かな交流があった。その底流には、アン・フリードが、インタビューを受けた女性たちと、同じ時代を生きてきた同世代の者であったことも影響していたかもしれない。

インタビューを受けたある女性は、面接終了後、私に次のような手紙をくれた。

「おいでいただいて、本当にありがとうございました。私の人生を、アメリカの方にお話しするなど、考えてもみない経験でした。私の人生は私だけのものであり、つつましやかなものであったけれども、逆戻りのできない、やり直すことのできないものであるがゆえに、私はそれをいとおしく思いました。過去を悔やむのではなく、現在の自由を楽しみたいと思います」

別の女性は、インタビュー後に次のような感想を語った。

「平凡でつまらないと思っていた自分の人生をあらためてふりかえってみて、自分なりに結構がんばってきたんだなと、誇りを感じることができました。おかげさまで安心してお話しすることができました。聞いていただけて、本当によかったと思います」

ひとつひとつの面接が終わるたびに、わたしたち面接チームは、心が深く揺り動かされるのを感じた。アン・フリードのために語られた女性たちの人生は、そのひとつひとつが偉大なドラマであった。

アン・フリードの面接から、ライフ・レビューが、情報収集を主たる目的とする、質問紙などによる人生史の聴取とは、まったく質の異なる過程であることを実感した。ライフ・レビューは、話し手が、よき聴き手を媒体として、心的事実としての自分の人生を紡ぎ直す過程であり、話し手と聞き手が心を響かせあうところに生じる創造的な過程である。（二二四－二二五頁）

人と人との相互作用、言い換えると交流が、自分の人生を再著述できるのです。女性のありようも社会構成主義的に決められています。女性は、適齢期になれば結婚し、子ども産み、それまでは会社で働いていても、可能なら退職して子育てに専念するというように決められています。誰が決めたのかといわれても、誰かはわからないけれど、決まっている、いや決まっていたのです。ついこのあいだまで。

第一波フェミニズム運動：婦人参政権運動

フェミニズム運動は、世界的にも、そして日本的にも見ると、第一波と第二波に分けることが多いようです。

第一波フェミニズム運動は〈婦人参政権運動〉を指します。たとえば、英国において婦人参政権運動は一八六〇年代にはじまり、『自由論』で有名なジョン・スチュアート・ミルが女性たちの請願書を受けとって、それを英国下院議会に提出したという事実や、一八六九年に『女性の隷従』という本を出版して女性参政権を訴えたということですが、すぐには実現にいたりませんでした。この本は、日本ではなぜか『女性の解放』という題になっています。英国で実際に女性参政権が実現したのは一九一八年になってのことでした。

一方、米国で婦人参政権を認めるように憲法の修正が提案されたのは一八六九年のことでしたが、実現したのは第一次世界大戦で米国兵を支えるには女性たちの力が必要だということが理由で一九二〇年になってやっと参政権が認められました。

またしても余談に流れますが、米国の独立宣言には以下のような文章があります。

> われわれは、以下の事実を自明のことと信じる。すなわち、すべての人間は生まれながらにして平等であり、その創造主によって、生命、自由、および幸福の追求を含む不可侵の権利を与えられているということ。こうした権利を確保するために、人々の間に政府が樹立され、政府は統治される者の合意に基づいて正当な権力を得る。そし

て、いかなる形態の政府であれ、政府がこれらの目的に反するようになったときには、人民には政府を改造または廃止し、新たな政府を樹立し、人民の安全と幸福をもたらす可能性が最も高いと思われる原理をその基盤とし、人民の安全と幸福をもたらす可能性が最も高いと思われる形の権力を組織する権利を有するということ、である。

——アメリカ独立宣言、一七七六年七月四日

格調高く、かつわかりやすい文章です。が、しかし、問題は〝We hold these Truths to be self-evident, that……〟という文章の〈We〉とは誰かということです。独立宣言の起草者のひとり、トーマス・ジェファーソンにはサリー・ヘミングスという当時の呼び名でいう黒人の性的奴隷がいました。バーバラ・チェイス＝リボウ著／石田依子訳『サリー・ヘミングス——禁じられた愛の記憶』（大阪教育図書、二〇〇六年）や同著／下河辺美知子訳『大統領の秘密の娘』（作品社、二〇〇三年）という本も出ています。つまり、ジェファーソンたち建国の父にとっての〈われわれ〉というのは白人男性であって、女性や奴隷は含まれていなかったということです。憲法についてもそうです。一流市民は白人男性だったのです。

ですから、米国は偏見や差別の国であった、そしていまもあり続けているということになります。

日本国憲法第二十四条

ここでおもしろいパラドクスがあります。日本国憲法第二十四条です。

一　婚姻は、両性の合意のみに基いて成立し、夫婦が同等の権利を有することを基本として、相互の協力により、維持されなければならない。

二　配偶者の選択、財産権、相続、住居の選定、離婚並びに婚姻及び家族に関するその他の事項に関しては、法律は、個人の尊厳と両性の本質的平等に立脚して、制定されなければならない。

日本国憲法の制定に関して米軍のGHQが関与していたことは周知のことですが、この第二十四条に関しては、ベアテ・シロタ・ゴードン（一九二三〜二〇一二）の存在を抜きにしては語れません。有名なピアニストであり、日本の音楽界に大きな足跡を残したピアノ教師でもあったレオ・シロタのお嬢さんであったベアテは、日本の音楽学校で教鞭をとっていた父と母のもとで幼少期を日本で過ごし、大学はサンフランシスコにある、先進的な女子教育を行なっていたミルズ・カレッジへ進学し、卒業後は男社会の典型であったタイム誌のリサーチャーとして就職（記者は男性しかなれなかったから）。終戦を迎えて、日本に残した家族が健在であることを確認し、GHQのリサーチャーとして日本に帰国しました。

敗戦後の日本の行方を決めるために、GHQは早急に日本国憲法を制定することに、リサーチャーにすぎなかった若いベアテさんにも家族に関するあたりを立案するように指示が出ました。このあたりの事情は、中島京子著『夢見る帝国図書館』(文藝春秋、二〇一九年)、樹村みのり著『冬の蕾―ベアテ・シロタと女性の権利』(岩波現代文庫)(岩波書店、二〇二〇年)、ベアテ・シロタ・ゴードン・平岡磨紀子著『一九四五年のクリスマス―日本国憲法に「男女平等」を書いた女性の自伝』(朝日文庫)(朝日新聞出版、二〇一六年)に詳しいでしょう。いろいろな参考資料を物色する様子がよくわかります(それをコピペと悪口を言う人もいるようですが、自分の妄想の世界でつくりあげた条文でなく、世界の優れた憲法を学習し、そこからよいところを選び出して新しい条文をつくりあげるというのは、高等教育を受けたものとしては当然の態度だと思います)。

第一項は婚姻について書かれています。「婚姻は両性の同意のみに基づいて成立し」というところは、この憲法ができるまでは家と家とがつながることに重きが置かれていた時代が長く続いたのですから、まさに画期的です。しかし、それに加えて、「(婚姻は)夫婦が同等の権利を有することを基本として、相互の協力により、維持されなければならない」と謳いあげているところがすごいです。「俺が食わせてやっている」「飲み会も大事な仕事だぞ」だとか、逆に「共稼ぎで旦那さんに負担をかけて悪い気がする」とは、真逆の世界観です。〈男女同権〉と、ぼくも小さい頃から聞かされてきましたが、今日、あらためて、憲法第二十四条の「(婚姻は)夫婦が同等の権利を有することを基本として、相互の協力により、維持されなければならない」を読んで、反省しています。

第二項も「個人の尊厳と両性の本質的平等に立脚して」と書かれていることがすごいです。配偶者の選択(これは互いの合意で選択しました)、「財産権」(ぼくの給与はすべて奥さんが管理する預金通帳に振り込まれていましたが、日本国憲法が発布された当時の米国の女性には財産権は確かなかったか、長いあいだないことで苦しんできたと思います)、「相続」(父母の財産の相続は妹と合意のうえで、問題なく相続しましたが、女性である妹が相続する権利はこの条文があるおかげです)、「住居の選定」(父母が住んでいる家に同居していました。もっとも、父は結婚してすぐに亡くなりましたが)、「離婚」(これは幸いにして経験していません)、「並びに婚姻及び家族に関するその他の事項」(どちらかというとぼく主導でした)など、こういったことについて法律はそれぞれ制定され、それに基づいて行動してきたことになります。

こうした法律制定の条件が、「個人の尊厳と両性の本質的平等に立脚して」いなくてはならないわけです。家族にまつわるいろいろな事柄に関する法律は、ぼくや家族ひとりひとりの〈尊厳 dignity〉をもって制定されていたのでしょうか? さらに、「両性の本質的平等に立脚して」制定されていたのでしょうか? わかりません。でも、それぞれの項目を規定している法律に則って過ごしてきたのですから、男女平等であったということにしておいてほしいというのが切なる願いです。

日本の婦人参政権運動

婦人参政権運動など、欧米女性の政治参加の思想は、福沢諭吉や森有礼たちによって輸入され、岸田俊子などの女性論客も現れましたが、大日本帝国憲法下では女性参政権は認められず、政治結社への加入や集会への参加も、女性であることから禁止されました。大正デモクラシーの時期には平塚らいてうや市川房枝といった名前が出てきますが、結局のところ、敗戦後、GHQの婦人解放政策によって婦人参政権が得られました。

明治初期から、大正を経て、昭和の第二次世界大戦の敗戦まで、社会主義者や婦人参政権主張者として、こんにちまで名を残している人たちはいますが、フェミニストと呼べる人はほぼいなかったといえるでしょう。

人は女に生まれるのではない、女になるのだ

一九四九年に出版されたシモーヌ・ド・ボーヴォワール（一九〇八〜一九八六）の『Le Deuxième Sexe』（第二の性）は、こうした社会構成主義的に決められた女性像を打ち砕きました。日本では一九五三〜一九五五年にかけて、生島遼一訳で新潮社から出版さ

れました。この出版は、いま振り返ると翻訳当時の男性視点で訳されていること、原書の二部構成を逆転させ、原書第二巻を翻訳版Ⅰ〜Ⅲ巻、第一巻をⅣ〜Ⅴ巻とするなど、問題をはらんでいました。

現在は単行本も、新潮文庫版も、品切れ・増刷予定なしの状態ですが、『決定版・第二の性』は、日仏女性資料センターの「『第二の性』を原文で読み直す会」の構成メンバーが訳し、第一巻「真実と神話」は井上たか子・木村信子の監訳、第二巻「体験」は中嶋公子・加藤康子の訳で一九九七年に新潮社から出版されました。

ボーヴォワールの金言として有名なのは「人は女に生まれるのではない、女になるのだ On ne naît pas femme. On le devient.」です。『決定版・第二の性』では、分厚い第二巻の冒頭、第一部「女はどう育てられるのか」の第一章「子ども時代」を繙くと、まずこの言葉が目に飛び込んできます。旧訳版を読んだ世代の人は、最初がこれですから、強烈なパンチを浴びたのでしょう。ウィキペディアで知った知識ですが、有名なフェミニスト政治哲学者であるジュディス・バトラーによると〈生物的性：セックス〉と〈社会的性：ジェンダー〉の相違を示しているのだということです。

フランス革命期に生を受けた歴史家ジュール・ミシュレ（一七九八〜一八七四）は、『女』（大野一道訳、藤原書店、一九九一年）のなかで次のように書いています。

ねえ皆さん、皆さんが結婚なさる理由で、心のなかで最も強力な理由となるのは、私が今お話しした理由、つまり女は男なしには生きられない、という理由からではないですか。

女なしには子どもも同様に生きられません。捨て子はみんな死んでしまいます。ところで男は女や子どもなしに生きられるでしょうか？　皆さん自身、ついさっきおっしゃっていましたね。あなた方の生活が暗くつらいと。享楽にとりかこまれ、女の空虚な影にとりかこまれていながら、あなた方は女そのものを所有していないのです。いや幸福をも安らぎをも持っていないのです。力強い安定や調和にみちた均衡も持っていないのです。それらのものを産み出すのにたいそう役立つというのに。

自然は三重の、そして絶対的な結び目によって人生を形成しました。男と女と子どもという三つの結び目です。離ればなれになれば滅ぶことは確実です。一緒にいることでしか救われないのです。

ミシュレは、男性を中心として、女性とその子どもはその男性なしには生きられないと書いています。これが、ボーヴォワールに先立つ百年前の叡智が示す考えだったのです。

これに比べると、ボーヴォワールの言葉と、それにつけたバトラーの解釈の明晰なこと！　生物的な性（セックス）が女性として生まれてきた人であっても、社会的な性

〈ジェンダー〉が女性ではないこともありうるとまでいえるのです。ここに、ウィミンズ・リブからフェミニズムに名称が変わっていった意味、つまりフェミニズムの正義の秘密がありそうです。この点については、もう少しあとに論ずることにしましょう。

ウィミンズ・リブからフェミニズムへ

ボーヴォワールの『第二の性』は世界中のフェミニスト魂をもった女性たちから熱烈な支持を得ました。〈人間〉という普遍的概念を表すのに、〈man〉や〈mankind〉というように〈男〉という概念を用いていました。〈ヒューマンhuman〉という言葉にもマンが含まれているからパーソンを使おうという主張まであります。このような現象は、男という言葉が象徴する人間の普遍的な姿から、女はそれよりも劣った性（もしかすると、ボーヴォワールは、『二流の性』というつもりでタイトルを決めたのかもしれません）として取り扱われ、そういう女と対比することで男という性のアイデンティティを確立してきたというのがボーヴォワールの主張でした。このように、女が男に支配され、人間という概念から排除されている現象を〈他者性 l'altérité〉と名づけました。女性を男性ではないと疎外すること、つまり自分たちとは違うのだと認識することは、差別と言い換えてもよいでしょう。すなわち、ボーヴォワールは、女性差別について語ることによって、実はすべての差別に通じる〈他者性を認めること〉に気づかせてくれたということになります。

……よかれあしかれ、個人も集団も自分たちの関係の相互性を認めざるをえなくなる。ではいったいどうして男女のあいだにはこうした相互性が成りたたなかったのか。一方の項だけが自分を本質的なものとして主張し、相手に対するいっさいの相対性を否定し、相手を純粋な他者性として定義するようなことになったのか。なぜ女たちは男の支配に対して抗議しないのか。どんな主体も、いきなり自発的に自分を非本質的なものと定めたりはしない。〈他者 l'autre〉が、自分で自分を〈他者〉と定義し、相手を〈一者 l'un〉と定義するのではない。〈一者〉が、自分を〈一者〉として定めるときに、〈他者〉を〈他者〉として定めるのだ。しかし、こうして定められた〈他者〉から〈一者〉への反転が行われないためには、〈他者〉が自分のではない他人の観点に服従していなければならない。どうして女はこうした服従にあまんじているのだろうか。

（『決定版・第二の性：事実と神話』、一九九七年、一二－一三頁）

ボーヴォワールの『Le Deuxième Sexe』が出版されたのが一九四九年。日本で旧訳『第二の性』が出版されたのが一九五三～一九五五年。誤訳が多く、しかも理由もなくカットされていた英語版が出版されたのが一九五三年（正確な全訳版が出版されたのは二〇一〇年）。その後も、ドイツ語、イタリア語、スペイン語、カタルニア語など、十か国語以上に翻訳され、世界中の中産階級の若い女性たちに強い影響を与えました。しかし、こんにち知られているようなフェミニズム運動が起こるにはまだしばらくの時間を要しました。

第二波フェミニズム運動

ボーヴォワールの『第二の性』は、米国では、ケイト・ミレット（『性の政治学』）やベティ・フリーダン（原題訳：『女らしさの神話』、邦題：『新しい女性の創造』）たちに影響を与え、彼女たちの活動から第二波フェミニズム運動が勃興しました。こうした運動は、当然のことながら日本にも伝わり、ぼく自身にとっては、この第二波フェミニズム運動が、フェミニズム運動として刷り込まれて馴染みとなりました。一九六〇年代後半から一九七〇年代前半にニューヨークやパリを駆け抜けたフェミニズム運動は、時代のうねりと連動していました。

すなわち、フランツ・ファノンが闘ったアルジェリア戦争などの〈植民地解放闘争〉、ローザ・パークス、マーチン・ルーサー・キング・ジュニアなどの〈アフリカ系米国人公民権運動〉、ジョン・ルイスなどの〈一九六五年投票権法〉、〈ベトナム反戦運動〉、ラルフ・ネーダーなどの〈消費者運動〉、パリの〈五月革命〉、そして第二次世界大戦終了直後に生まれたベビー・ブーマーによる〈大学闘争〉など、ラディカルに思考するという時代思潮に誘発されて、起こるべくして起こった運動といえるでしょう。ここにはさまざまな〈他者性〉があります。

また余談になりますが、〈一九六八年〉という年に思い入れがある読者はいるでしょうか？　ぼくが真っ先に思い浮かべるのは、〈一九六八〉という真っ赤な文字で装丁された、マーク・ランスキー著／来住道子訳（越智道雄監訳）『世界が揺れた年』（ソニーマガジンズ）です。カバー袖に書かれている文字を引用します。

一九六八年——
世界中の普通の人びとが、
時を同じくして体制に反対する行動を
起こした年だった。
ベトナム反戦運動、公民権運動の高まりと
キング牧師の暗殺、パリの五月革命、
プラハの春……。
詩人は声をあげ、学生は通りに出て
戦車の前に身を投げ出した。

あの年、たしかに世界が揺れ動いた。
（上巻）

世界各国で民衆にとって
激動の年であった一九六八年。
ベトナムでは最悪の戦死者を出し、
キング牧師もロバート・ケネディも暗殺され、
プラハの春は踏みにじられた。
英雄カストロと社会主義を選んだキューバ人、
メキシコシティーの大虐殺……。
そしてその一年を象徴的にしめくくるように、
年の終わりにはアポロが月に到着する。
手に石を持ち、バリケードを築いた学生たちは
何を見つめていたのだろうか。
（下巻）

ぼくはこの年二十歳。それぞれの出来事には記憶はありますが、それらを関連づけて、

特別な年、あるいは時代の始まりという自覚はまったくありませんでした。

この年、日本ではどのようなことがあったのでしょう？　前掲書三一四～三一五頁にうまくまとめられているので、一部改変して引用します。

一月　原子力空母「エンタープライズ」が佐世保湾に入港。
　東大医学部学生自治会が登録医制度に反対し無期限ストに突入。
　東大闘争が始まる。
二月　金嬉老が寸又峡温泉の旅館で宿泊客を人質にとり、ダイナマイトを抱いて立てこもる。
三月　東大の卒業式が中止となる。アニメ「巨人の星」の放送が始まる。
四月　国税庁が「日本大学使途不明金二十億円」と発表。
五月　日本大学の学生が全学共闘会議（全共闘）を結成。
六月　小笠原諸島が日本に復帰。
　東大の安田講堂を学生が占拠。
七月　石原慎太郎が参議院選挙で全国区トップ当選。青島幸男は二位。
八月　札幌医科大学和田教授による日本初の心臓移植。
九月　水俣病が厚生省によって公害病と認定される。

十月　川端康成がノーベル文学賞を受賞。
　一〇・二一国際反戦デーで学生たちが国会に突入。
　同日、新宿騒乱事件。
十一月　東大駒場祭で橋本治の「とめてくれるなおっかさん」のポスター。
十二月　東京都府中市で三億円強奪事件が発生。

日本で大学闘争が全国的に激化したのは翌年のことです。これが時代の流れだったのです。だからこそ日本でもウィミンズ・リブ（日本ではウーマンリブ）が、徐々に姿を現したのです。

ウィミンズ・リベレーションの運動は、女性たちの解放を目的とするものです。それまで、日本の中流階級の女子は、高等教育を受ける機会も少なく、受けたとしても女子に特化した教育機関で家事・家政を中心とした科目が学べるくらいで、男性のような科学の先端を学ぶこともなく、適齢期になれば親が勧める相手と見合い結婚をし、社会に出て働くこともなく子どもを産み育て、家族の食事をつくり、家事家政に追われ、家を顧みない夫の従順な妻となり、家庭のなかでひたすら女らしく振る舞い、家を守る存在であるという、男社会から他者化されて抑えつけられ、押しつけられてきた女性たちの役割を生きていました。ここからの解放が目的です。より抽象的にいうと、女性たちが抗《あらが》ったのは、男性たちのあいだで社会的に構成された女性のありようであったということです。

ところで、これがフェミニズムと呼ばれるようになったのは一九八〇年代以降のことだといわれています。なぜそう呼ばれるようになったのかは、文献的に証明できなかったので、この運動のなかから浮かびあがらせてみたいと思います。

公民権運動家による女性蔑視

一九六八年を題材に時代の波を感じてもらおうとしたのですが、それぞれの運動の中身は、実は独立していました。植民地解放戦争に代表されるように〈解放〉の概念は共通していましたが、何からの解放かということについては、まったく相容れないものもありました。

たとえば、アフリカ系米国人（以下、「黒人」）公民権運動（一般には公民権運動）のビッグネームというとマーチン・ルーサー・キング・ジュニアですが、彼を有名にした〈モントゴメリー・バス・ボイコット事件〉を始めたのはミス・ローザ・パークスであり、この活動を支えたのは地元の人びとの地道な活動でした。キング牧師には『自由への大いなる歩み』（岩波新書、一九五八／一九五九年）という著書がありますが、キング婦人に関する描写は男性に支配される女性のイメージでした。公民権運動には全米黒人地位向上協会や南部キリスト教指導者会議といった組織がありましたが、指導者はいつも男性で、女性にはお茶くみ役しかあてがわなかったのです。つまり、黒人という〈他者性〉と闘う黒人男性も、黒人女性に〈他者性〉のラベルを貼りつけていたのです。

こうした状況を打開したのがミス・エラ・ベイカーです。全米黒人地位向上協会や南部キリスト教指導者会議に参加して失望し、運動から手を引こうとまで思ったそうですが、彼女を思いとどまらせたのは若者たちでした。彼女は、学生たちが学生非暴力調整委員会を〈大人たち〉を真似しない組織をつくるように援助し、ジョン・ルイスを委員長とするこの委員会は〈公民権運動の突撃隊〉とまで称されました。この組織には白人も混じっていたといいます。黒人という〈他者性〉が潜んでいた公民権運動のなかで、その他にも〈他者性〉が潜んでいたことを曝《あば》いたという意味で、ミス・エラ・ベイカーはもっと知られてもよい人物だと思います。

ジョン・ルイスは、一九六三年八月二十八日のワシントン大行進では、リンカーン記念堂で〈ビッグ・テン〉のひとりとして演説をするという栄誉に浴した人物です。彼は、学生非暴力調整委員会にマハトマ・ガンジーの非暴力の教えを守るように訓練したのにもかかわらず、一九六五年のアラバマ州セルマのエドマンド・ペタス橋での警官隊の暴力による〈血の日曜日事件〉で頭蓋骨骨折という重傷を負うなど、権力者側の暴力にさらされ、何度も逮捕されました。一九八六年からは民主党員として十七期下院議員を務め、二〇二〇年七月十七日、惜しくも膵臓がんのために亡くなっています。彼は幼い子どもたちにも、彼の生きた時代を理解してほしくて、グラフィック・ノベル『MARCH（マーチ）』三部作（岩波書店）を上梓しています（マーチとはデモ行進のこと）。

（この項は日本女子大学の藤永康正さんがTBSラジオ「荻上チキのSession 22」に出演された放送を聴き、ミス・エラ・ベイカーの名前を知ったことをきっかけに、藤永さんのインターネットサイト「リズム&ブルーズの政治学」から多くの知識を得させていただきました。当時、黒人女性に〈ミス〉という敬称をつけることはなく、普通は呼び捨てにするということもご教示いただきました）

コンシャスネス・レイジング

ボーヴォワールのいう〈他者性〉は、社会構成主義という性格のためか、簡単に気がつくというものではありません。自分自身のことでさえ、自分が気づけないような代物です。ウィミンズ・リブの活動のなかで、自分の内なる〈他者性〉に気づくために行なわれたのが〈コンシャスネス・レイジング consciousness raising：略称はCR〉という手法です。コンシャスネスは「意識、すなわち気づいていること」を意味しています。レイジングのほうはレイズという「……を上げる、持ち上げる、出世させる、向上させる、奮い立たせる、などなど」、ともかく〈上のほうにあげる〉という意味です。〈コンシャスネス・レイジング〉は、『岩波女性学事典』によると、次のように説明されています。

一九六〇年代後半に始まった第二波フェミニズム運動において、女性たちは制度や法律における男女平等のみならず、女性の意識改革を目指した。従来の女性の意識・行動は〈女らしさ〉規範として女性を縛り、男性に従属する存在（二流市民）であることを余儀なくさせてきた。女性たちは強く内面化している女らしさによる自縄自縛《じじょうじばく》から自由になるために、グループによる話し合いを考えだした。女性たちは自尊感情、母娘関係、男性との関係、セクシュアリティなど、自分を縛っているさまざまなテーマについて思考や感情を掘りさげ、意識化し、正直にそれに向きあった。お互いの体験を理解し合い、共有する過程は、女性にとって癒しの場ともなった。（河野貴代美）

〔井上輝子・上野千鶴子・江原由美子・大沢真理・加納実紀代編『岩波女性学事典』一四九－一五〇頁、岩波書店、二〇〇二年（一部改変）〕

コンシャスネス・レイジングは、自分の物語を第三者に物語ることによって、内面化している〈他者性〉という自縄自縛から解き放つのです。ちょうど、二年次の基礎看護学実習で看護学生にライフ・ヒストリーを話すことによって患者さんが元気になったり、回想法を行なうアン・フリードのインタビューによって、日本の高齢女性が自分の人生を肯定的にとらえ直すようになったりしたこととよく似ています。これは、社会構成主義の実践であるナラティヴ・セラピーの狙《ねら》いとする効果です。これをぼくは勝手に〈ナラティヴ効果〉と呼んでいます。

日本でのフェミニズム運動の効果は絶大なものでした。フェミニストとしての発言が目立っていた上野千鶴子さんが、吉田民人先生に招かれて東京大学の教授に就任するなんて当時としてはすごいことだったのです。フェミニズムが〈女性学〉という学問として認められたことを表す象徴的な事件だと思います。彼女に限りません。その後も、おそらく（というのも、女性研究者は年齢を公表しないことが多いので）団塊の世代前後の多くの女性研究者たちが女性学を武器に大学に籍を置くようになっていきました。

バックラッシュ

〈出る杭《くい》は打たれる〉の譬《たと》えどおり、米国では一九八〇年代にはフェミニズムに対する反動が起こりました。それを〈バックラッシュ〉といいます。バックは〈後ろ向き〉、ラッシュは〈急激な運動〉という意味で、本来的には〈逆回転〉という意味ですが、進歩的とされる政策や社会現象に逆行する動きのことを指します。〈保守反動〉ということです。

日本では、一九九〇年代～二〇〇〇年代前半にかけて「日本会議」や「神道政治連盟」

がジェンダーフリー、性教育、選択的夫婦別姓などに過敏に反応し、二〇〇五年には安倍晋三座長、山谷えり子事務局長の「過激な性教育・ジェンダーフリー教育実態調査プロジェクトチーム」を発足させ、政治レベルでのバックラッシュが始まっています。なぜ、男女平等を謳《うた》うフェミニズムに対してこのような過激な対応をするのか不思議に思うところですが、これはフェミニズムを共産主義左翼活動と誤解しているところからきているからだと思います。さらに、あきれたことに、公共的な役割をもつ図書館から、フェミニスト論客の本や、ボーイズ・ラブを主題とするライトノベルを引きあげるというような事件も起こりさえしています。これらもフェミニズムに対するバックラッシュと考えられています。

残念なことに、ボーヴォワールのいう〈他者性〉にこそフェミニズムの根があるということに気づいていない人が多いからでしょう。

ポストフェミニズムの時代

第二波フェミニズム運動は、その活動の中心になっていた人たちの現役退職や高齢化のために下火になったかのようにみえて、〈フェミニズムはもういらない〉というような言説が現れるようになりました。

たしかに、いまの若者といえば、女性は専業主婦志向で、伴侶となる男性には高収入を求めるものの、年齢が釣り合う男性はほとんど低収入で、結婚するまでは親にパラサイト（寄生）して、給料は全部自分の（どうでもいい）楽しみのために消費しつくし、（うっかり）子どもを授かってしまえば婚姻を〈入籍〉と時代錯誤に表現する、というように、ぼくのようなジイサン世代にはみえます。男性はなかなか正規職員に就けず、非正規でもまじめに働いていればよいのですが、二〇二〇年の〈新型コロナウイルス禍〉ではそれもままならない状態になり、酒を飲んで大声で騒ぐことで多くの人たちにウイルスをばらまき、社会のお荷物のように思われるようになってしまいました。そして、稼ぎが悪いから、若い女性を相手に簡単には合コンもナンパもできなくなり、結婚なんて無理、一人暮らしが気楽でいいやとあきらめているのだと、ジイサンは勝手にみています。

こんなありさまになってしまって、フェミニズムはもうどこかに消えてしまい、いまは〈ポストフェミニズム〉と呼ばれる時代になった、だけどフェミニズムが提起した問題はどこかにあるはずだと、細々と生き延びざるを得ないのかと思いはじめていました。ところがどっこい。いままでの第二波フェミニズム運動の担い手とは異なるフェミニストが出現し、新たなフェミニズムの書籍や雑誌が出版されるようになりました。そのなかには、第二波のお弟子さんたちもいますが、どうもそれだけでは説明できない気がします。

〝ポスト〟がつく思潮は、ポストモダン、ポスト構造主義、ポストコロニアルなどのように、一時期流行った思潮のあとを継ぐ、あるいは後始末をする思潮と思いますが、〈ポストフェミニズム〉という言葉は「フェミニズムは終わった」という言説であり、法制面や制度面で男女平等がある程度達成され、高度消費社会を背景とする新しい女性像（と思えるかもしれない）のために、女性差別や抑圧からの解放という初期フェミニズムの主張が届きにくくなってしまった状況を表すものです。もちろん、バックラッシュも隠蔽され、男女間には何も問題はないと思わせる状況も指しています。

第三波フェミニズム運動

「ところがどっこいフェミニズムはまだ生きているぞ」という状況があります。

二〇一七年に、伝統ある文学誌「早稲田文学」は執筆者全員が女性である早稲田文学増刊〈女性号〉を発刊しました。「早稲田文学」は、その後、二〇一九年冬号で〈ポストフェミニズムからはじめる〉、二〇二〇年春号で〈私たちはいまや、ポスト・ポストフェミニズムなのか?〉、夏号で〈継承・救済・当事者性〉というフェミニズムのシリーズ特集を行ないました。

二〇二〇年には詩と批評の雑誌「ユリイカ」が〈女オタクと現在：推しとわたし〉を特集しました。

同じく二〇二〇年に文芸誌「文藝」（秋季号）が〈覚醒するシスターフッド〉を特集し

ました。

そしていよいよ、二〇一九～二〇二〇年にかけて新しいフェミニズム専門の一般誌である「シモーヌ」と「エトセトラ」が発刊されたのです。この動きは現在も続いていて、「エトセトラブックス BOOKSHOP」という書店が開店しています。エトセトラブックス社は、フェミニズムやジェンダー関連の本をたくさん出版していた故・村上克江さんの新水社がやろうとしていたことを引き継ぎたいという志がある出版社です。

そしてさらに、田中美津や上野千鶴子をはじめとする第二波のフェミニストたちも、旺盛に出版し、発言し続けています。だから、とても〈フェミニズムは終わった〉という状況ではありません。

この状況は〈第三波フェミニズム運動〉と位置づけてもよいのではないでしょうか。第三波フェミニズム運動の特徴は、これまでのように男性たちと女性たちという二項対立では説明できないことです。最近、自由民主党の国会議員や地方議員の失言でよく耳にするようになったLGBTという言葉があります。よく気をつけていると、LGBTだけじゃなく、LGBTQ、さらにはLGBTQIA+やLGBTTIQQ2SAというものまであります。一応の知識を仕入れておきましょう。

・L　レズビアン　lesbian：性自認（自分が認識している自分の性）が女性である

同性愛者

・G　ゲイ　gay：性自認が男性である同性愛者

・B　バイセクシュアル　bisexual：男性と女性の両方を愛することができる人

・T　トランスジェンダー　transgender：自分自身のジェンダーに違和感がある人の総称

・T　トランスセクシャル　transsexual：身体的な性別と性自認が一致しないと感じている人

・I　インターセックス　intersex：人の性別は連続体であり、男性とも女性とも断定できない身体構造をもつ人

・Q　クエスチョニング　questioning：性自認が決められない、意図的に決めない、まだ決まっていない、模索中

・Q　クィア　queer：セクシャルマイノリティの総称。昔は差別語の〈変態〉の意味で使われ、その後、クィア・スタディーズという研究分野の名称としても使用

・2S　ツー・スピリティッド　2-spirited：成人が男性と女性のあいだを行き来する米国先住民

・A　アセクシュアル　asexual：アは〈無〉を表すので、誰に対しても恋愛感情・性的欲求を抱かない人。無性愛

ほかにも
・Xジェンダー：男女のどちらにもあてはまらない人。中性・両性・無性・不定性
・パンセクシャル　pan-sexual：相手の性にかかわらず、どんな人でも愛せる人
・アンドロセクシュアル（マセクシュアル）：性的指向が男性に向かう性の在り方
・ジニセクシュアル（ウーマセクシュアル）：性的指向が女性に向かう性の在り方
・サピオセクシュアル：相手の知性に性的魅力を抱く人
・サピオロマンティック：相手の知性に恋愛感情を抱く人
〔この項はJobRainbow MAGAZINEのサイト（https://jobrainbow.jp/magazine/）を参考にさせていただきました〕

といった概念があります。

馴染みのない人には目が眩《くら》みます。ぼくもそのひとりでした。これは、〈他者性〉によって他者化されている人たちがこんなに多様になっていったということを表しているのだと思います。ニュースなどでアナウンサーが（たぶん、無自覚に）ＬＧＢＴと原稿を読みあげているのを聴いても、そのときに少しは〈他者性〉の概念と合わせて考えれば、理解していけると思います。

ということで、こうしたLGBTQまでがフェミニズムのパースペクティブ（分析視角）の範囲まで入ってきているという自覚が看護には必要なのです。そう、フェミニズム知識を、とりあえずここまで取りいれて、この本のテーマは看護についてであるのだということに立ち返りましょう。

学問は細分化していくという性癖があります。英語のサイロは日本語では蛸壺《たこつぼ》といったりします。フェミニズムも、最初は男性と女性に関する社会構成主義的な言説や社会構造と機能に焦点を合わせているだけでよかったわけですが、性には第一と第二しかないのではないということが明確になるにつれ、フェミニスト研究者たちは、フェミニズムが何を目的として興《おこ》ってきたのか、次第にわからなくなってしまったような気がします。そこは本題ではないので、このくらいにして……。

看護師にフェミニストはいなかった⁉

団塊の世代が中心になって活動が盛んになったのが一九七〇年代以降の第二波フェミニズム運動であり、大いに盛りあがったのですが、その当時知り合いになっていたぼくと同世代の看護師さんたちで、フェミニズムを勉強した、あるいはコンシャスネス・レイジングを経験したフェミニストと思われる方はいませんでした。たくさんあった看護系学術雑誌でフェミニズムがとりあげられることもほとんどありませんでした。

なぜだったのでしょう？

第二波フェミニズム運動の担い手の多くは、大学闘争の参加者でした。大学闘争といっても、いまの読者のみなさんには遙かかなたの出来事で、想像もつかないと思いますが、当時の意識高い系の学生たちは（少なくとも同級生のかなりの人たちは）参加していました。そのなかで第二波フェミニズムが育ったのだと思います。

ぼくのいまの思考のスタイルは当時のバリケードのなかで培《つちか》われたといえるでしょう。もちろん、ケアリングが本質である看護師さんたちのなかには、学生たちのシンパはちらほらいました。シンパというのはシンパシーをもつ人を指す学生用語です。しかし、フェミニストの闘士はほとんどいなかったと思います。

だからでしょうか、病院のなかで医師たちから〈他者性〉を付与されている存在であるのに、そのことにも気づかず、叛旗をひるがえす人もいませんでした。だから、病院システムのはみ出し者である研修医たちだけが看護師さんのはけ口だったというのはひがみ根性でしょうか。

そこで看護師とフェミニズムの関係なのですが、ぼくがいったいどこへ向かおうとしているのかわからなくなってしまっているのではないかと心配されているのではないでしょうか？　反省します。

はっきりと言い切りましょう。いままでのことを踏まえて、〈看護師はフェミニストでなければならない〉、そして〈看護師はフェミニスト看護を提供しなければならない〉ということです。

《フェミニスト看護宣言》

看護師はフェミニストでなければならない

〈看護師はフェミニストでなければならない〉と言い切りましたが、これには少々説明がいります。フェミニストというのはフェミニズム主義者、つまり下手をすると女性至上主義者と誤解されるかもしれません。決して、くれぐれもそのように誤解しないでください。

ボーヴォワールは、女性たちが第二の性（二流の性）と分類され、不平等に取扱われ、二流職員として評価され、給与格差を押しつけられ、正社員にもされず、男性たちと格差ばかりが目立つ（まあ、ここまでこの原稿の執筆時における日本の女性たちが置かれた状況を反映してはいませんが）ようになることを〈疎外のプロセス le processes d'aliénnation〉と呼んでいます。これを〈他者化〉と表現されている文献はあるのですが、原文にあたってもみつかりませんでした。というわけで、〈疎外のプロセス〉、すなわち女性たちは男性から疎外されて〈他者性〉を獲得したのだというわけです。

実は、看護師も医師によって疎外され、〈他者性〉を獲得しています。医師は、男性も女性も存在しますが、構造的には〈男性〉です。女性医師という存在も構造的には男性です。看護師も男性も女性もいますが、構造的には女性です。男性看護師も構造的には女性です。そして、病院のなかは医師と看護師による主人－奴隷関係が存在しています。この関係に気づいている看護師は日本にもたくさんいるはずです。あなたも気づいていることでしょう。

米国の看護の歴史のなかでこの関係に気づき、研究論文にまとめた看護師にジョー・アン・アシュレイがいます。一九七六年に博士論文をまとめた『病院、パターナリズム、そして看護師の役割』を刊行し、この他者化の問題をとらえました。熱心なフェミニストであるアシュレイは、看護のための最強の批判的な女性スポークス・パーソンであったといわれています。しかしながら、一九八〇年に惜しくも四十一歳の若さで亡くなりました。彼女の本は、病院のなかはパターナリズムで満ちあふれ、それを打ち破るのが看護師の役割であることを主張しています。つまり、病院の組織というものは、〈他者性〉の根源である家父長制文化に満ちあふれていて、そのことは洋の東西を問わないということです。

したがって、〈看護師はフェミニストでなければならない〉というメッセージは、看護師は〈他者性〉に対してセンシティブでなければならないということです。米国看護師協会の看護実践基準のなかの専門的遂行基準には、基準7として〈倫理〉があがっています。つまり、〈看護師は倫理的に実践する〉ということです。これまでの看護倫理の研究を反映して、倫理的実践がどのようなものであるか事細かに記述されていますが、最も重要なのは次の文章です。

〈すべての人に本来備わっている尊厳・価値・独自の属性に対して、思いやりと尊敬をもって実践する〉

〈他者性〉はこれとは正反対の概念です。

ですから、看護師は〈他者性〉にセンシティブなフェミニストでなければならないのです。

看護師はフェミニスト看護を提供しなければならない

〈他者性〉にセンシティブな看護師が提供する看護が〈フェミニスト看護〉です。

長いあいだ医師に支配され続けてきた歴史をもつ看護師たちは、被抑圧者としての体験が染みついています。被抑圧者は、自分が抑圧されていることになかなか気がつきません。それどころか、被抑圧者のなかでも支配者の価値観から見て成功者にあたる者は、マージナルな人間特有の行動をします。つまり、支配者に好まれることに価値観を置き、それによって報償を得ようとするのです。

したがって、フェミニスト看護師はクライアントの価値観や尊厳、そして独自の属性に向けたフェミニスト看護ケアを提供しなければならないのです。

――米国のプラグマティズムの哲学者であり心理学者でもあったウィリアム・ジェームズは、著書『宗教的経験の諸相』の第一講「宗教と神経学」のなかで、以下のようなことを述べている。

……なにか新しい観念が浮かぶと、それを宣言するか、何らかの方法で「それを働かせてみる」かするまでは、彼の心は落ちつかないのである。「これをどう考えたらよいのだろう？」と、普通の人間なら面倒な問題にぶつかると自問するのであるが、変奇性の人の場合には、「これをどうすべきだろう？」というのが、その自問のとりがちな形式である。気高い心の女性、アンニー・ベザント夫人の自叙伝で、私は次のような一節を読んだ。「立派な主義主張の栄えることを願う人はたくさんいるが、その実現に力を貸そうとしたがる人は少ないし、いかなる危険を冒しても、それを支持しようとする人となると、ますます少ない。『誰かがそれをしなくてはならない。しかし、なぜ自分がそれをしなくてはならぬのか？』というのが、優柔不断な輩《やから》の絶えず繰り返す常套語である。『誰かがそれをしなくてはならない。それなら、どうして自分がそれをしてはいけないのか？』というのは、勇躍危険な義務にあたろうとする熱烈な人類の奉仕者の叫びである。この二つの言葉のあいだに、道徳の進化の全世紀が横たわっている」。

〈誰かがそれをしなくてはならない。それなら、どうして自分がそれをしてはいけないのか？〉という問いは〈フェミニスト看護〉に対する問いでもあります。

最後に、大学に勤務していたとき、電子メールの最後に署名として、自分の氏名・所属・メールアドレス・電話番号・携帯電話番号をあげるとともに、ひとつのスローガンを掲げていました。

それは〈医療と看護にデモクラシーを！〉というものでした。

いつもこの署名がついているものですから、あるとき、「なぜ、医療と看護にデモクラシーを！　なのですか」という質問をいただきました。そのため、以下の三つの文章を解説として加えることにしました。

〈権力を志向する被抑圧者集団の構成員は、たとえそれが自分の属する集団の文化を否定することを意味していても、支配者の文化の価値が正しいと宣言することに対して金銭や社会的地位で報償を受けることができる。支配者によって好まれる行動を先取りすることが、被抑圧者の従属状態の継続を促進するのである〉

Susan Jo Roberts (1983)/2002), Quality Nursing, 8(12), 1016-1023.

〈私には夢がある。いつの日かジョージアの赤土の丘の上で、かつての奴隷の子孫とかつての奴隷主の子孫が、仲よく兄弟愛のテーブルに座ることができるようになるという夢が〉

マーチン・ルーサー・キング・ジュニア（一九六三）

〈わたしにも夢がある。いつの日か医療の世界で、患者も、看護師も、医師も、その他の医療専門職や事務職員も、お掃除のおばちゃんも、みんな一緒に仲よく兄弟愛のテーブルに座り、それぞれの立場を自主的・自律的に完遂できるようになることを〉

中木高夫（二〇〇三）

あとがき

●濱崎さんとぼくの関係

この本の編集を担当してくださった看護の科学新社の濱崎浩一さんとは、ぼくが日本赤十字看護大学に在籍していたときからの知り合いです。担当してくださったといっても、ひとり出版社の社長ですから、すべてをひとりで背負いこまなければならないわけですが。

彼は広尾にある大学の研究室にいつもフラッとやってきて、自社のコマーシャルをするわけでもなく、本の話やなんやかやを小一時間話して帰っていくだけの人でした。いつも頭のなかでは「???」な人でした。

彼と親しくなったのは、もうどこの出版社もぼくを相手にしなくなってしまった頃に、JRC-NQR（日本赤十字看護大学質的看護研究勉強会）の仲間だった谷津裕子先生（現・宮城大学教授）と北素子先生（現・東京慈恵会医科大学教授）のお二人から、名著として名高く、どこの看護系大学院でも四苦八苦して原書を読んでいるアファフ・イブラヒム・メレイスの"Theoretical Nursing"を翻訳したいので紹介してほしいと頼まれて、この人ならもしかしたら快諾してくれるかもと思い浮かんだのが濱崎さんでした。読みが当たって、快諾してしていただきました。翻訳には苦労しましたが、それが結実したのが『セオレティカル・ナーシング：看護理論の開発と進歩』です。

JRC-NQRは刺激的な勉強会で、そこで問題になったことを基礎づける哲学的知識を日赤から異動した天理医療大学の紀要に書いたのが拙著『質的看護研究の基礎づけ』

（二〇一八、看護の科学社）の元になったものです。

これらはすべて濱崎さんが編集を担当してくださいました。

●一般の人に看護師が〈知的専門職〉あることを知ってほしい

さて、本書を書こうと思った動機ですが、これまで一般の人向けに書かれた看護の本は数々あるものの、看護師が知的専門職であることをアピールする本が皆無といえる状態であったことが、前々からの不満でした。そんなときに、日本赤十字看護大学に在籍中に、教授に迎えられ、学部長まで務めていただいた川嶋みどり先生が岩波書店から『看護の力』という本を出版されました。それがすごく刺激になって、ぼくも知的専門職であることを一般の人に広める新書のような本を書きたいと思い、その導き手としてそのことを明確に打ち出している米国看護師協会の「看護実践の基準」を用いて、一気に原稿を書きあげ、濱崎さんに託しました。

ある日、濱崎さんから連絡があり、書きあげた原稿を雑誌「看護実践の科学」に連載に使わせてほしいということでした。もちろん即断でオーケーしました。

連載時の表題は「オン・ナーシング」でした。この表題はメイヤロフの『ケアの本質』（ゆみる出版）の原題でもあり、また仏文学者の鹿島茂さんが『オン・セックス』という本を出していたので、片仮名で「オン・ナーシング」もなかなかいいかなと思って決めたわけです。

●オン・ナーシングという看護バラエティ雑誌

ところが、看護の科学社がたたまれることになり、濱崎さんがひとり出版社を開設すると決断され、出版社が出直しをするときには、たとえば中央公論新社や河出書房新社のように「新社」として名前を引き継ぐことがこれまでにもあったので、それを推薦しました。もちろん、これまで通りの本づくりでは、同じ轍を踏むことになります。それで、単行本の出版だけでなく、雑誌の出版も考えておられて、どんな雑誌がいいかななんて、頼まれもしないのに勝手に濱崎さんとメールで文通しました。ちょうどその頃に「本の雑誌」に名編集者の津野海太郎がとりあげられていて、彼のつくる本が「バラエティブック」と呼ばれていたことを知り、これいいんじゃないと話がまとまってきました。

つまり、特集も何もない、読者からどんな話題であってもいいから看護について投稿してもらって、バラエティ、つまり雑多な内容の雑誌をつくろうよと、おもしろがって話しあったわけです。

そこで濱崎さんがこだわったのが雑誌名。「オン・ナーシング」を雑誌名としたいというのですね。たしかに、看護について《オン・ナーシング》ならなんだっていい。そういう意味では最適の雑誌名です。

●この本の表題について

ながながと、この本の成立事情、濱崎さんとぼくの関係、新しい雑誌に対する大きな期待を書いてきました。残るは、この本の表題『フェミニスト看護宣言：ぼくが魅せられた看護について』についてです。

「オン・ナーシング」という表題が雑誌名になるとなると、この本のために新しい表題を考えなくてはなりません。最初に考えたのが「看護に魅せられて」でした。

大学を卒業して、滋賀医科大学に十八年勤め、ひょんなことからPOSについて全国の病院を中心に講演してまわることになり、そこに看護診断が加わり、それを縁に米国の看護書の翻訳の仕事にもたずさわるようになりました。看護がしっかりすれば、この国の医療がよくなると信じていたわけです。その気持ちが「看護に魅せられて」でした。しかし、濱崎さんはウンといってくれません。何かピンとくるものがなかったようです。

ぼくには戦後民主教育の最後を教えられたという自負があります。京都市立南浜小学校での行岡先生の言葉をいま思い出すことはできませんが、〈自由〉〈平等〉〈博愛〉など民主主義の根幹を吹きこまれた気がします。

ですから、フェミニズムにも自然と心惹かれるものがありました。くしくも、上野千鶴子さんが同い年です。だからどうしたということかもしれませんが、ぼくが最後に学会長をやらせていただいた第四十回日本看護研究学会学術集会の特別講演をお願いするということにつながったのだと思います。

ですから、知的専門職としての看護師について米国看護師協会の看護実践基準を用いるなかで、ジェンダーの視点が明らかにされていないことを最後に持ってきて、その見出しを「フェミニスト看護宣言」としました。この本の表題を考えるなかで、これを表に打ち出すことことふさわしいと思うようになりました。

かくして、本書は『フェミニスト看護宣言：ぼくが魅せられた看護について』となったわけです。そしてここには「看護について《オン・ナーシング》」がちゃんと入っているのです。

●奥付について

本には必ず奥付というものがあります。普通は、①本の表題、②発行年月日、③著者、④訳書の場合は訳者、⑤発行者（社名・社長名・会社住所・電話番号など）、⑥印刷所、⑦製本所といった味気ない情報しか書かれていません。

映画にはエンドロールと呼ばれる、その映画にかかわった人たちの名前が延々と出てきます。昔はその部分になるとさっさと出て行く人が多かったのですが、最近は最後まで観る人が多いようです。

濱崎さんとは、安藤祐介『本のエンドロール』（講談社）を読んだときに、たいていの本は「あとがき」に編集者や担当者に対する謝辞が書かれているだけで、映画のような手厚い扱いはしないよねということで、前著『質的看護研究の基礎づけ』では「あとがき」のなかに、本づくりをしていただいた方々のお名前を少していねいにあげていただきました。

ですが、新社になったからには、ここでも新企画です。奥付には、外国の書籍と同じように、本づくりにたずさわっていただいた方々全員の役割とお名前を列挙するようにしてはどうでしょうか。

コロナ禍で教え子が保健師をする福島県の楢葉町での第四回目の接種医を終えて

中木高夫

中木高夫
1948（昭和23年）京都市生まれ。京都市立南浜小学校、ヴィアトール学園洛星中学校・洛星高等学校、京都府立医科大学卒。滋賀医科大学講師、名古屋大学教授、日本赤十字看護大学教授、天理医療大学教授を歴任。滋賀医科大学医学部附属病院の創設に若くして加わり、POS、病院情報システムの構築などに参加。その経験をもとに、POSで看護を行う方法や看護診断について病院を中心に全国的に講演活動を行ってきた。

フェミニスト看護宣言
ぼくが魅せられた看護について

2022年10月28日　初版第１刷©

著　者：中木高夫
発行者：濱崎浩一

発行所：株式会社看護の科学新社
https://kangonokagaku.co.jp
〒161-0034　東京都新宿区上落合2-17-4
TEL03-6908-9005

表紙デザイン：岡　正人（株式会社アイワード）
本文デザイン・DTP：株式会社アイワード
校正・校閲：ケイ出版企画
編集担当：濱崎浩一（株式会社看護の科学新社）
制作進行：阿部成紘（株式会社アイワード）
印刷・製本：株式会社アイワード

ISBN978-4-910759-09-8 C3047